# BEI GRIN MACHT SICH IHR WISSEN BEZAHLT

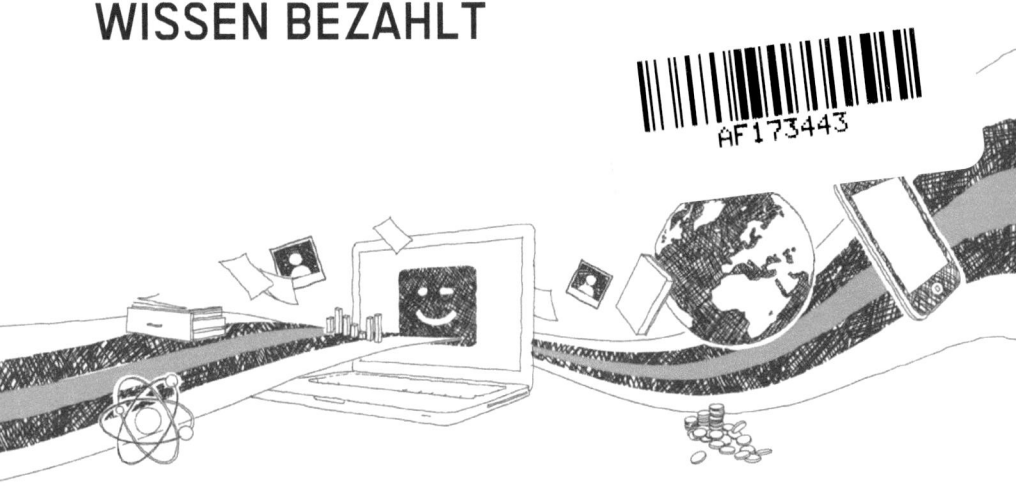
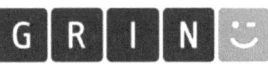

**Bibliografische Information der Deutschen Nationalbibliothek:**

Die Deutsche Bibliothek verzeichnet diese Publikation in der Deutschen National-bibliografie; detaillierte bibliografische Daten sind im Internet über http://dnb.d-nb.de/ abrufbar.

**Impressum:**

Copyright © 2012 GRIN Verlag
Druck und Bindung: Books on Demand GmbH, Norderstedt Germany
ISBN: 9783656343554

**Dieses Buch bei GRIN:**

https://www.grin.com/document/206652

**Horst Klein**

# Der Schlaganfall und seine Folgen

**Aus der Bahn geworfen**

GRIN Verlag

**GRIN - Your knowledge has value**

Der GRIN Verlag publiziert seit 1998 wissenschaftliche Arbeiten von Studenten, Hochschullehrern und anderen Akademikern als eBook und gedrucktes Buch. Die Verlagswebsite www.grin.com ist die ideale Plattform zur Veröffentlichung von Hausarbeiten, Abschlussarbeiten, wissenschaftlichen Aufsätzen, Dissertationen und Fachbüchern.

**Besuchen Sie uns im Internet:**

http://www.grin.com/

http://www.facebook.com/grincom

http://www.twitter.com/grin_com

Horst Kai Klein

# Schlaganfall

Aus der Bahn geworfen

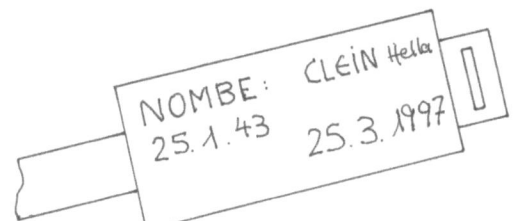

Kiel und Marbella 2012 / 2018

Für Hella

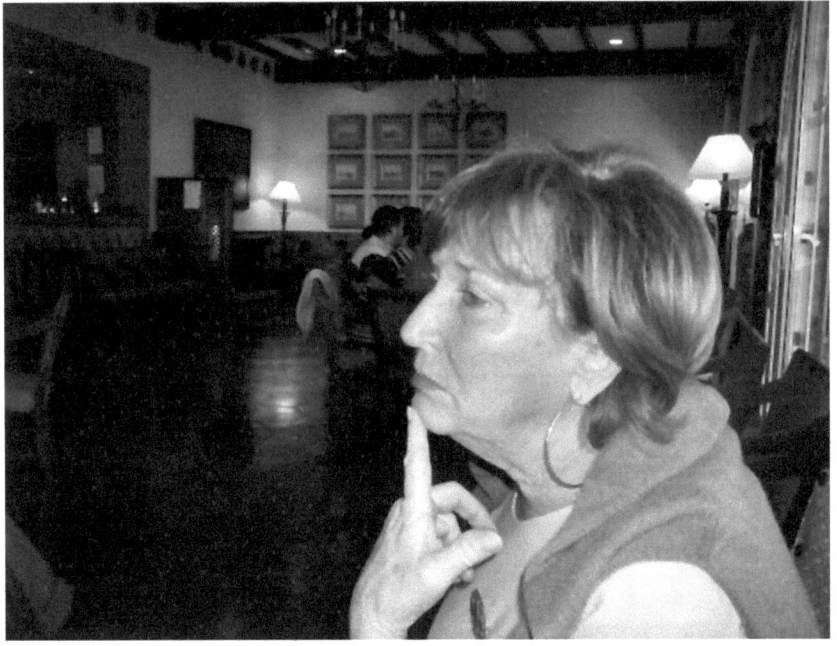

# Inhalt

Vorwort

Sach-Informationen - Übersicht

Teil I: Der Schlaganfall – Im Krankenhaus in Marbella und Kiel

Teil II: Die Rehabilitation – In Damp an der Ostsee

Teil III:  Wieder zu Hause

Vorwort

„Aus der Bahn geworfen" - ein solcher Titel setzt voraus, dass es eine oder mehrere Bahnen gibt, in denen ein Leben zu verlaufen pflegt, und dass diese Bahnen bekannt, berechenbar und verlässlich sind.
Wenn man eine seiner Bahnen wechseln will, plant man üblicherweise sorgfältig vor, legt sich eine neue Bahn zurecht, vergleicht sie mit der alten, wägt ab, entscheidet sich und organisiert dann einen möglichst problemfreien Übergang.

Je sicherer sich ein Mensch in einem solchen System von Bahnen - die teilweise durch Herkunft, Beruf, Tradition, Gesetze etc. vorgegeben sind, teilweise von ihm selbst ausgewählt und eingerichtet wurden - geborgen fühlt, umso schlimmer trifft ihn der Schlaganfall, der ihn aus allen vertrauten Bahnen wirft, überfallartig, oft ohne jede Ankündigung. Und diese Aussage gilt nicht nur für den direkt Betroffenen, sondern ebenfalls (wenn auch in milderer Form) für seine Angehörigen und Freunde. Zuerst kämpft er darum, möglichst schnell in möglichst viele alte Bahnen zurückzukehren, doch bald wird ihm schmerzhaft bewusst, dass die einfache Rückkehr in vielen Bereichen des Lebens nicht mehr möglich ist. Neue Bahnen müssen gegangen werden; an einigen kann er mitplanen, mitgestalten - und das sollte er auch mit ganzer Kraft tun - andere ergeben sich zwangsläufig, sind fremdbestimmt - er muss sie akzeptieren, und er tut gut daran, sich damit abzufinden, sich zu arrangieren, möglichst ohne Zorn.

Wer dieses Buch liest, gelesen hat, sollte die daraus gewonnenen Sekundär-Erfahrungen, Einsichten und Kenntnisse – so es denn solche gibt– weiterreichen.
Wer selbst einen Schlaganfall erlebt oder ihn in seinem Verwandten- oder Bekanntenkreis miterlebt, kann Trost und Linderung aus dem Wissen ziehen, dass all das Schlimme, das ihm erst einmal einzigartig erscheint, auch schon von anderen, von Millionen seiner Mitbürger, durchlitten worden ist. Das macht den Schmerz (und die Wut) zwar kaum kleiner, relativiert ihn (und sie) aber doch ein Stück weit: Man ist Mitglied einer riesengroßen Leidensgemeinde - und an der Redewendung, geteiltes Leid sei halbes Leid, ist schon ein Körnchen Wahrheit.

Es ist wünschenswert, wenn möglichst viele gesunde Menschen mehr Kenntnisse über den Schlaganfall erwerben. Vor allem die oft deutlichen Hinweise, Vorwarnungen sollte man kennen, sie ernst nehmen und dann gegebenenfalls seinen Lebenswandel umstellen. Dazu ist es notwendig, zu wissen, welche Verhaltensformen und Elemente im Alltag dazu beitragen, das Risiko eines Schlaganfalles zu erhöhen.

Zu diesem Zweck gibt es in diesem Buch, das ansonsten die erlebte, in vielem typische **Geschichte eines Schlaganfalles und seiner Folgen** schildert, Informationen, die medizinische und andere Sach-Informationen enthalten. Der Autor ist kein Mediziner, er hat sich aber bemüht, die Informationen auf dem neuesten Stand zu haben, sie frei zu halten von populistischer Schönfärberei, wie sie in vielen Medien verbreitet ist, und so zu formulieren, dass der Leser, der auch nur im Ausnahmefall Mediziner sein wird, sie verstehen kann.
Möge das Buch dazu beitragen, das Elend, das der Schlagfall jährlich über hunderttausende Familien bringt, ein wenig zu mildern – oder gar zu verhindern.

Horst Kai Klein, Marbella, im Frühjahr 2018

Die Sach-Informationen

## Teil I: Der Schlaganfall
## Im Krankenhaus in Marbella und Kiel

### 1. Umgeworfen

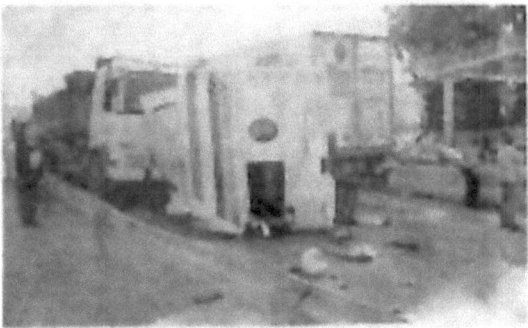

Diesmal in La Cala de Mijas

# Wieder
# schwerer Unfall

Drei Tote und zwei Schwerverletzte ist die traurige Bilanz eines schweren Autounfalls vom 25. März 1997 auf der N 340. Der Verkehr war nahezu 8 Stunden lahmgelegt, nachdem um 8.00 Uhr morgens ein Lastwagen, der Richtung Marbella fuhr, einen anderen Lastwagen, der vor ihm fuhr, überholte. Dadurch ging der Unfallwagen über die Leitplanke und stieß mit zwei Autos frontal zusammen. Dann riss er noch zwei andere Wagen und einen Kombiwagen mit sich. Diese unkontrollierte Fahrt kostete einer 26 jährigen Fahrerin und ihrem 25 jäh- rigen Freund das Leben. Ausserdem starb der 19- jährige Fahrer eines R5. Es entstand eine 13 km lange Autoschlange. Es waren Spezialabschlepp- wagen und Hubschrauber nötig um das Werkzeug an den Unfallort zu brin- gen, mit dem man die Achse des tonnenschwe- ren Großlasters durch- schneiden konnte, damit die Strasse geräumt wer- den konnte.•

Südspanien, Frühling, blauer Himmel, Sonne...
Wie immer in den letzten Jahren waren wir in den Osterferien 1997 nach Marbella geflogen und hatten unsere Ferienwohnung belegt. Wir, das waren meine Frau Hella, 1943 geboren, also zu diesem Zeitpunkt 54 Jahre alt, unsere Tochter Katja, ihr Mann Norbert, ihre beiden Kinder Lena und Mona - und ich. Es war Dienstag, der 25. März 1997, der zweite Ferientag.

Am Tag vorher hatten wir uns eingerichtet, hatten Tennis gespielt, wobei sich Hella seltsam lustlos gezeigt hatte (war das schon ein Vorbote gewesen?) und waren abends mit Freunden essen gegangen - wie immer zu Ferienbeginn. Hella hatte ei- nen guten Appetit bewiesen, von ihrer Portion der Lammkeule war nichts übrigge- blieben, der Wein hatte ebenso gut geschmeckt wie die drei Zigaretten.

Am Vormittag hatte ich Forellen zum Räuchern eingekauft, hatte in die Stadt hinein- fahren müssen, weil unser Geschäft am Campingplatz merkwürdigerweise geschlos- sen war – die Lkw und die Angestellten hatten wegen der blockierten Straßen nicht ihren Arbeitsplatz erreichen können. Aber das war noch die kleinste Auswirkung dieser Verkehrskatastrophe, die der oben abgedruckte Zeitungsartikel schildert. Hella und Katja waren zum benachbarten Haus unserer Bremer Freunde hinübergegangen und hatten sich angesehen, wie weit der Umbau des Hauses vorangekommen war. Da die Hausbesitzer selbst nicht anwesend sein konnten, hatten wir versprochen, nach dem Fortgang der Arbeiten zu sehen. Ich war derweil auf mein Rennrad gestiegen, um eine Radtour zu machen. Bis in den kleinen Küsten-Ort La Cala musste ich auf der Autobahn-ähnlichen „Carretera", der N 340, an der Küste entlangfahren, dort konnte ich dann landeinwärts in die Berge abbiegen.

Die beiden Frauen gingen derweil durch alle Räume und kehrten anschließend nach Hause zurück, um per Telefon in Bremen Bericht zu erstatten. Vorher wollten sie sich aber bei einer Tasse Kaffee stärken. Während Katja das Wasser aufsetzte, nahm Hella schon am Tisch Platz und zündete sich ihre erste Zigarette des Tages an, ohne Zigarette schmeckte ihr kein Kaffee!

Es war halb zwei Uhr mittags. Nach zwei Zügen fiel ihr die Zigarette aus der Hand. Sie bückte sich langsam, um sie aufzuheben. Katja drehte sich zu Hella um, weil sie ihr etwas sagen wollte, und sah, wie ihr die brennende Zigarette aus der Hand fiel, sie sich bückte, die Hand danach ausstreckte, aber nicht punktgenau zugriff, sondern ihre Hand über den Teppich schleifte. „Hella, was ist mit deiner Hand los?" fragte sie und ging auf sie zu. Da kippte Hella auch schon über die rechte Seite auf den Boden, verlor das Bewusstsein. Katja ergriff die brennende Zigarette, die auf dem Strohteppich lag, drückte sie im Aschenbecher aus, versuchte Hella vom Boden aufzurichten und rief Norbert, der gerade die Treppe heraufkam, zu, er solle sich beeilen, sie brauche Hilfe.

Ich hatte mich derweil auf meiner kleinen Radtour über die leere Carretera gewundert. Als ich mich La Cala näherte, sah ich mehrere große Kräne bei der Arbeit, sah die umgestürzten Lastwagen und wusste nun, warum niemand auf der Straße unterwegs war. Ich schaute ein paar Minuten bei den Bemühungen um das Aufrichten der schwer beschädigten Sattelschlepper zu – von den Toten wusste ich nichts, ahnte vor allem auch nicht, welche Rolle die Totalsperrung der Straße für unsere Familie spielen würde.

Um halb drei war ich zu Hause und stellte das Rad in die Garage. Auf der Treppe kam mir Norbert entgegen. „Hella hat einen Schlaganfall oder so. Es geht jetzt aber schon."

---

**1**
**Definition, Zahlen**
„Als **SCHLAGANFALL** (auch *Gehirnschlag, zerebraler Insult, apoplektischer Insult, Apoplexia cerebri, Ictus apoplecticus*, in der medizinischen Umgangssprache häufig verkürzend auch Apoplex oder Insult) wird eine plötzlich auftretende Erkrankung des Gehirns bezeichnet, die oft zu einem anhaltenden Ausfall von Funktionen des Zentralnervensystems führt und durch kritische Störungen der Blutversorgung des Gehirns verursacht wird." (wikipedia.org/wiki/Schlaganfall)

Die Störung kann dadurch entstehen, dass eine zum Gehirn führende Ader oder eine Ader innerhalb des Gehirns durch ein Blugerinnsel verstopft wird; dann spricht man von einem *ischämischen* Schlaganfall.

*Oder* es kommt in einer Ader im Gehirn zu einem Riss und Blut tritt in das Gehirn aus; dann nennt man den Schlaganfall *hämorrhagisch*.
In beiden Fällen erhalten die Nervenzellen in der Umgebung der Blutung bzw. „hinter" dem Aderverschluss zu wenig (oder keinen) Sauerstoff und Nährstoffe und sterben ab.
In Deutschland erleiden etwa 200 000 Menschen jährlich einen Schlaganfall. Das Durchschnittsalter liegt bei Männern bei 70 Jahren, bei Frauen sind es 75 Jahre. Doch auch Jüngere kann es treffen. [www.apotheken-umschau.de/Schlaganfall – (2012)]
Die *Stiftung Deutsche Schlaganfall-Hilfe (zu beziehen über das Postfach 104, 33311 Gütersloh)* nennt höhere Zahlen - etwa 350 000 bis 500 000. Mehr als eine Million Bundesbürger leiden unter den Folgen eines Schlaganfalls, etwa 90 000 sterben daran. Damit ist der Schlaganfall nach Herzerkrankungen und Krebs die dritthäufigste Todesursache in Deutschland, andere Quellen nennen sie sogar die zweithäufigste. Die Behandlungskosten werden mit etwa 15 Milliarden pro Jahr angegeben.
In einem Artikel im Schlaganfall-Magazin 3/98 beklagt Dr. Claudia Eichten das skandalöse Defizit an exakten statistischen Angaben über den Schlaganfall. (S.36 f) Diese Aussage hat auch heute noch Gültigkeit, wenn man im Internet und anderen Medien nachschaut. Auch im neuesten Statistischen Jahrbuch (2017) sind kaum erhellende Informationen zu finden.

Die Nachricht traf mich wie ein Schlag ins Gesicht, aber natürlich konnte ich die Tragweite dieser Aussage gar nicht so schnell realisieren. Dann fiel mir Hellas Vater ein, der vor sieben Jahren hier in Spanien auch einen Schlaganfall erlitten hatte: Nach zwei Tagen bereits konnten wir ihn aus dem Krankenhaus abholen und er war nach wenigen Wochen wieder völlig hergestellt. Vielleicht würde ja auch bei Hella alles schnell vorbei sein. Ich blieb ruhig, lief die Treppe hinauf und in unser Schlafzimmer: Hella lag auf ihrem Bett, Katja saß neben ihr. Sie sah ganz normal aus, aber beim zweiten Hinsehen bemerkte man, dass sie die Augen nicht koordinieren bewegen konnte, als ich an sie herantrat. Den Mund bewegte sie gar nicht, er stand ein klein bisschen schief. Die ganze rechte Körperhälfte war ohne Reaktion, wie Katja schon herausgefunden hatte, weich gelähmt und ohne Gefühl. Hella schaute ruhig an die Decke und in unsere Gesichter. Ab und zu ergriff sie mit der linken Hand ihre rechte, hob sie an und ließ sie los: Sie fiel schlaff herab. Man sah ihrem Gesicht an, dass sie damit nichts anzufangen wusste, immer wieder ergriff sie die Hand und legte sie anders hin - wie einen Gegenstand, der nicht so ganz zu ihr gehörte. Wir schauten ihr zu und unterhielten uns leise und stockend.

Alle Versuche, Hella anzusprechen, schlugen in den ersten Minuten fehl. Sie hatte zwar die Augen offen, war aber zu keiner Reaktion fähig. Meine Hoffnung, es werde sich im Bücherregal eine Erste-Hilfe-Anleitung bei Schlaganfällen finden, erfüllte sich nicht - wir waren zur Untätigkeit verdammt, saßen neben Hella und wussten nicht, wie wir ihr helfen sollten.

## 2
## Was ist bei einem Verdacht auf einen Schlaganfall zu tun?

**Grundsatz:** Es ist dafür zu sorgen, dass die/der Betroffene so schnell wie möglich in eine Klinik kommt, möglichst in eine solche, die über eine sogenannte **Stroke Unit** verfügt. Man wählt die 112 und lässt einen Notarztwagen kommen.
Grundsätzlich tut man gut daran, sich darüber zu informieren, wo sich die nächstgelegene Stroke Unit befindet, und zwar bereits dann, wenn alle in der Familie noch gesund sind und an keinen Schlaganfall denken. Man sollte sich nicht darauf verlassen, dass die Besatzung des Notarztwagens über die notwendigen Informationen verfügt. Wenn man „Stroke Units" im Internet eingibt, erscheint eine Seite der Deutschen Schlaganfall-Gesellschaft – dort kann man seine Stadt eingeben und erhält Auskunft über die nächstgelegene Klinik mit der Spezial-Kompetenz zur Behandlung eines Schlaganfalls - mit Adresse, Telefon etc.
Inzwischen gibt es mehr als 200 Kliniken, die über eine solche Unit verfügen.

Um den Verdacht auf Schlaganfall zu überprüfen, kann man als Laie folgendes tun: Man fordert den Patienten auf zu lächeln, beide Arme zu heben und sie einen Moment oben zu halten, man spricht ihm einen Satz vor, den er nachsprechen soll. Gelingt das Lächeln nur schief, ist ein Arm nicht zu heben oder oben zu halten, kann er nicht sprechen oder klingt die Sprache undeutlich, verwaschen, so sollte man diese Beobachtungen gleich dem Notfallarzt mitteilen – die Diagnose Schlaganfall ist sehr wahrscheinlich.
Bis der Arzt eintrifft, sind die Dinge zu tun, die bei Erster Hilfe üblich sind: Für Frischluft sorgen, beengende Kleidung öffnen, den Betroffenen in eine stabile Seitenlage bringen, darauf achten, dass die Atemwege frei bleiben, Ruhe bewahren und dafür sorgen, dass auch der Erkrankte Ruhe hat.

Katja hatte bereits alles Sinnvolle unternommen, sie hatte bei unserem Hausarzt angerufen und ihm den Verdacht auf Schlaganfall bei Hella mitgeteilt. Er hatte sich sofort auf den Weg gemacht. Ich rief ihn auf seinem Handy an und erfuhr, er könne wegen der Sperrung der Straße nicht auf direktem Wege zu uns kommen, müsse einen großen Umweg über die Bergdörfer fahren, da es an der Küste neben der Carretera keine alternative Verbindung zwischen seiner Praxis und unserer Wohnung gab. Er sagte mir außerdem, wir könnten nichts tun als abzuwarten. Er habe sofort die neue Klinik „Hospital Costa del Sol", am Stadtrand von Marbella gelegen, angerufen, aber leider hören müssen, dass alle verfügbaren Krankenwagen und Hubschrauber zurzeit mit dem Unfall beschäftigt seien – so langsam verwünschten wir das verhängnisvolle Zusammentreffen des Schlaganfalls mit diesem Verkehrsunfall.

Da wir nicht wussten, was 'Schlaganfall' auf Spanisch heißt, schlug ich im Lexikon nach („ataque de apoplejia") und rief dann selbst die Klinik in Marbella an. Ich bekam die gleiche Auskunft wie unser Arzt: Alle Wagen seien im Einsatz - aber man komme, sobald der erste wieder in der Klinik zurück sei.

Nach etwa fünf Minuten trat bei Hella eine Veränderung ein. Sie guckte uns an und signalisierte per Kopfzeichen, dass sie uns wahrnahm und - bei Nachfrage - auch verstand: ein erstes leichtes Aufatmen. Da sie offenkundig nicht sprechen konnte, fragte ich, ob sie schriftlich antworten wolle; sie nickte. Als aber Papier und Bleistift

dalagen, nahm sie den Stift mit links, sah ihn längere Zeit an und legte ihn dann weg - so als wisse sie nicht, was sie damit anfangen solle.
Nach einer Weile zeigte sie mit der linken Hand, dass sie Durst habe. Wir brachten ein Glas Wasser, stellten einen Strohhalm hinein und hoben es in Trinkhöhe. Leider geriet schon der erste Schluck in die Luftröhre und sie hustete fürchterlich, wobei sich ihr Gesicht vor Schmerz verzog. Auf meine Nachfrage, ob sie Kopfschmerzen habe, nickte sie heftig.

## 3
## Kopfschmerzen - und weitere Anzeichen für das Vorliegen eines Schlaganfalles

Die Verletzung im Gehirn schmerzt nicht, da das Gehirn keine Nervenzellen für Schmerzempfindungen hat. Wohl aber sorgt die Schwellung, die sich um den Infarkt herum bildet, für Druck unter der Schädeldecke und damit für Kopfschmerzen. Plötzliche heftige Kopfschmerzen gehören daher zu den möglichen Anzeichen für einen Schlaganfall (können natürlich aber auch ganz andere Gründe haben).

**Weitere signifikante Anzeichen sind:**
Verlust der Sprechfähigkeit
Schwierigkeiten beim Verstehen von Gesprochenem
Lähmung oder Taubheit einer Körperseite, eines Armes und/oder eines Beines
Lähmung einer Gesichtshälfte, die Augen arbeiten nicht koordiniert, ein Mundwinkel hängt
Bewusstseinstrübung bis hin zu Ohnmacht, Koma
Drehschwindel, Gangunsicherheit bis zur Gangunfähigkeit
Sehstörungen - oft auf einem Auge, Doppelbilder

Ja nach Schwere des Anfalls sind die Symptome vollständig oder nur zum Teil vorhanden und auch unterschiedlich stark ausgeprägt.

Dann wurde Hella unruhig, und nach mehreren Fragen war klar: Sie wollte zur Toilette. Wir führten sie in Richtung Badezimmer. Als wir am großen Spiegel im Flur vorbeikamen, bremste sie uns vehement und wollte sich mit aller Macht im Spiegel ansehen. Offenbar war sie mit dem, was sie sah, ganz zufrieden. Sie zeigte dann nach dem Toilettengang durch Gesten an, dass sie ins Schlafzimmer aufs Bett zurückwollte.

Dort lag sie nun.
Die kleine Mona kam zwischendurch herein, guckte, fragte. Katja beruhigte sie, sagte, es gehe Hella zwar im Augenblick nicht gut, sie könne aber wieder zu Lena nach unten spielen gehen.

*

Nach einer Weile begann Hella zu würgen. Wir stellten eine Plastikschüssel neben sie und drehten sie auf die Seite. Aber sie erbrach nichts. Mehrfach wiederholte sich der quälende Brechanfall.

## 4
## Brechreiz und Schluckstörungen

Sie kommen in der Akutphase nach dem Schlaganfall sehr häufig vor. Sie sind nicht ungefährlich und werden in der Klinik sehr sorgfältig beobachtet und notfalls behandelt. Der Brechreiz erhöht den Druck im Gehirn und schadet daher.

Wenn Nahrungsbestandteile oder Flüssigkeit in die Luftröhre gelangen, besteht die Gefahr einer Lungenentzündung. Bei anhaltenden Schluckbeschwerden wird die Ernährung deshalb auf Suppen umgestellt oder sogar durch eine Magensonde vorgenommen.

Zur Untätigkeit verdammt, hatten wir genügend Zeit, uns auszumalen, wieviel „Glück" im Unglück wir noch gehabt hatten, denn der Schlaganfall hätte Hella ja auch am Steuer des Autos ereilen können, oder sie hätte allein zu Hause sein können, die brennende Zigarette hätte dann den Strohteppich entzündet...nicht auszudenken. Andererseits fragten wir uns auch, warum es gerade Hella erwischt hatte. Womit hatte sie das „verdient"? Diese Unsinnsfrage stellen sich wohl alle Menschen, die von einem schweren Unglück betroffen werden, als wüssten sie bei nüchterner Betrachtung nicht, dass ein Schlaganfall oder ein Herzinfarkt oder eine Krebserkrankung oder ein Unfall nichts mit „Verdienen" und meistens auch nichts mit Schuldigsein zu tun haben. Bestenfalls kann man fragen, ob es Gründe im bisherigen Leben gebe, die ursächlich zu diesem Unglück geführt haben. Wir kannten die Risikofaktoren damals noch nicht genau, waren uns aber einig, dass Hella offenbar nicht in das Bild einer Schlaganfall-Gefährdeten passte: Sie war jung, sie war schlank, sie war sportlich aktiv, sie lebte vernünftig. Ja, sie rauchte, aber das taten Millionen andere auch, Frauen und Männer, ohne dass sie deshalb gleich einen Infarkt erlitten. Warum also, warum?

Wir warteten mit zunehmender Ungeduld auf den Krankenwagen, erwogen kurzfristig, Hella in unser Auto zu setzen und selbst in die Klinik zu bringen, trauten uns das aber nicht, weil wir Angst hatten, durch das aufrechte Sitzen den Schaden zu vergrößern. (Wie gut wir daran taten, merkte ich in den nächsten zehn Tagen, als ich beobachten konnte, wie konsequent man bei allen notwendigen Transporten bis in die Reha-Klinik in Damp darauf achtete, dass Hella lag, nicht saß.)

Ich machte mir im Stillen Vorwürfe: Wäre ich doch nicht mit dem Rad weggefahren, sondern selbst in das Haus der Freunde hinübergegangen! Dann hätte Hella sich wohl nicht um die Mittagszeit bereits eine Zigarette angezündet. Dann hätte es wohl nicht den Infarkt gegeben, denn sicherlich hatte das Nikotin der ersten tiefen Züge dafür gesorgt, dass sich die Adern im Gehirn kurzfristig verengten. Nikotin durchbricht nämlich in Sekundenschnelle erfolgreich die sogenannte But-Hirn-Schranke, die bei den meisten Giften das Eindringen in das Gehirn verhindert, und zieht die Adern zusammen. Und ein Thrombus, der zufällig genau in diesem Moment unterwegs war, wäre sonst vielleicht glatt durchgerutscht, nun war er an dem schmaler gewordenen Engpass hängengeblieben. (S. Kasten 6)
Hätte, wenn und wäre – es war sinnlos, sich solche Gedanken zu machen.

Das Warten zerrte an den Nerven, zumal wir uns bei unseren Gesprächen daran erinnerten, einen dieser typischen, Optimismus verbreitenden Fernsehberichte gesehen zu haben, in denen man gesagt hatte, man habe ein Mittel gefunden, den Pfropf im Gehirn aufzulösen, den Infarkt also gewissermaßen ungeschehen zu machen. Wir wussten noch alle drei genau, dass man in dem Beitrag mehrfach betont hatte, das Zeitfenster für eine solche Auflösung, „Lyse" (Trombolyse) genannt, sei sehr eng, je früher man in die Klinik erscheine, desto größer sei die Chance, diese Waffe erfolgreich einzusetzen. (S. Kasten 14) Nun lief uns die Zeit davon, der verwünschte Unfall machte alle Hoffnungen auf einen solchen Eingriff zunichte, das Zeitfenster hatte sich sicher schon geschlossen.

## 2. Aufgefangen

Um halb vier hörten wir endlich unten ein Auto vorfahren: Der lang ersehnte Krankenwagen war da. Der Fahrer entschuldigte sich und erklärte, er habe, als er endlich frei war und den Auftrag bekommen hatte, zu der Schlaganfall-Patientin zu fahren, wie alle anderen Autos bei der Fahrt zu uns im Stau gesteckt, sein Blaulicht habe keine Wirkung gehabt, da die schmale Küstenstraße keine Möglichkeit zum Ausweichen und Überholen biete.

Wir halfen ihm, Hella in Sitzhaltung nach unten zu tragen - die enge, gewundene Treppe erlaubte keinen anderen Transport. Katja hielt ihr den Kopf stabil, den sie selbst nicht hätte halten können. Unten wurde sie auf eine Trage gelegt und in den Krankenwagen geschoben. Katja stieg vorn mit ein, ich holte Hellas Papiere - Krankenversicherung etc. - und fuhr mit unserem Auto hinterher. Ziel war das „Hospital Costa del Sol".

Bei der „Urgencia", dem Eingang für Notfälle, ging es recht hektisch zu. Hella wurde zur Untersuchung in einen Raum geschoben, in dem Schwestern und Ärzte an sechs, sieben Betten, Liegen, Tragen herumhantierten. Katja musste Hella allein lassen, da sie angewiesen wurde, im Aufnahmebüro Daten zur Person mitzuteilen. Als ich ankam und die Aufnahmeformalitäten übernahm, kehrte Katja in den Untersuchungsraum zu Hella zurück, in den ich dann auch hinüberging.

Ein Arzt fragte uns aus, ob es vorweg Anzeichen für einen drohenden Schlaganfall gegeben habe, welche Krankheiten Hella habe oder gehabt habe, ob es in der Familie schon Schlaganfälle gegeben habe, was genau am Nachmittag geschehen sei etc. Wir teilten ihm mit, Hella habe vor sechs Jahren nach einem Sportunfall lange Zeit mit Thromboseproblemen im verletzten Bein zu tun gehabt und wochenlang Spritzen bekommen. Außerdem sei vor vier Wochen einmal spontan und ohne erkennbaren Grund ein extrem hoher Blutdruck aufgetreten. (Der systolische – also der „obere" Wert hatte bei 210 mmHg gelegen.) Hellas Großmutter habe im Alter von 70 und ihr Vater vor sieben Jahren im Alter von 73 einen Schlaganfall erlitten, allerdings einen leichten, von dem er sich nach kurzer Zeit vollständig erholt hatte.

Hella wurde befragt, welcher Tag, welcher Monat sei; ihr wurden dabei verschiedene Möglichkeiten angeboten - und sie bejahte alle durch eifriges Nicken. Ein Arzt nahm Blut ab, hängte sie dann an einen Tropf. Uns wurde gesagt, wir könnten um 20.00 Uhr wiederkommen. Bis dahin habe man die notwendigen Untersuchungen erledigt und könne uns eine Entscheidung über den eventuell notwendigen Verbleib im Krankenhaus mitteilen. Sollte sich etwas Unvorhergesehenes ereignen, rufe man uns an.

---

**5**
**Klinische Untersuchungen bei Verdacht auf einen Schlaganfall**
Gründliche Anamnese (also Befragung, vor allem nach Krankheiten jetzt und in der Vergangenheit), um zu klären, welche allgemeinen Risikofaktoren für einen Schlaganfall vorliegen
Allgemeine internistische Untersuchungen, wobei der Blutdruck eine wichtige Rolle spielt
Eine neurologische Untersuchung, um festzustellen, ob bereits Schädigungen / Ausfallserscheinungen im Gehirn vorliegen
Laboruntersuchungen zu Stoffwechselstörungen, Zuckerkrankheit, Blutfettwerte

Untersuchung der Blutgefäße des Gehirns mit Ultraschall-Einsatz:
a) „Die *Dopplersonographie* ist eine Ultraschalluntersuchung zur Messung der Blut-flussgeschwindigkeit. Sie wird auch als Dopplerultraschall bezeichnet und ist beson-ders wichtig in der Diagnostik von Gefäßverengungen.
Die Dopplersonografie dient in vielen medizinischen Fachbereichen als diagnosti-sches Mittel. Häufig wird sie in der Gefäßheilkunde verwendet, um Verengungen, Aussackungen oder Verschlüsse aufzudecken. In der Neurologie setzt der Arzt sie zur Untersuchung von Hirndurchblutungsstörungen und Schlaganfällen...ein." (Inter-net, Lena Machetanz)
b) „Die *Duplexsonographie* (kurz "Duplex"), auch farbkodierte Duplexsonographie oder Farbduplexsonographie genannt, ist eine mit Ultraschallwellen arbeitende Me-thode zur Untersuchung der Blutgefäße. Der Zusatz "Duplex" besagt, dass zwei In-formationen gleichzeitig geliefert werden können. Zum einen zeigt die Duplexsono-graphie ein Bild des Blutgefäßes (wahlweise in Farbe oder schwarzweiß), zum ande-ren kann die Duplexsonographie gleichzeitig die Strömungsgeschwindigkeit des Blu-tes in dem untersuchten Gefäß messen." (Internet, Gefäßzentrum Bremen)
c) Die *transkranielle Dopplersonographie* ist ein Verfahren zur Kontrolle des zerebra-len Blutflusses, also der Durchblutung speziell des Gehirns.
Dabei können je nach verwendetem Zugangsweg die Blutfluss-Geschwindigkeits-Profile ausgewählter Arterien erfasst werden. (Internet, DocCheck Flexikon)
Erstellen eines Elektrokardiogramms, um eventuelle Funktionsstörungen des Her-zens und Herzrhythmusstörungen festzustellen
Eine Ultraschalluntersuchung (Echokardiographie) des Herzens, um mögliche Blut-gerinnsel aufzuspüren, die der Ausgangspunkt für die Gehirnembolie sein könnten
Ein Computertomogramm, bei den Schichtaufnahmen des Gehirns angefertigt wer-den, die Lage und Größe des Infarkt-Schadens sichtbar macht

Hella erzählte später, an die zwei Stunden auf dem Bett in der Wohnung und an den Transport in die Klinik habe sie keine Erinnerung, das liege absolut im Dunkeln. Die Lichter glommen erst wieder am späten Nachmittag, als sie merkte, dass sie sich in einem Krankenbett befand - in welchem Krankenhaus, das wusste sie allerdings nicht. Als sie auf den Flur geschoben wurde, fiel ihr am rechten Handgelenk ein Plas-tikarmband auf. Sie drehte das Armband so, dass sie sehen konnte, um was es sich handelte: Es war ein Namenschildchen, wie es von Neugeborenen kannte. Ihr Name war falsch geschrieben, mit C, weil das normalerweise im Spanischen den K-Laut bezeichnet, unser K kommt eigentlich nur in Fremdwörtern vor. (S. Titelblatt) Dann musste es aber bös' um sie stehen, wenn man meinte, zu solchen Sicher-heitsmaßnahmen greifen zu müssen, ging ihr durch den Kopf, was ein irriger Gedan-ke war, denn das Anlegen eines solchen Namensbändchen ist Routine. Vor ihr und hinter ihr registrierte sie weitere Betten mit Patientinnen und Patienten, und ein Pfle-ger oder Arzt sagte ihr, sie käme gleich zum Röntgen dran. Die spanischen Worte *rayas,* 'Röntgenstrahlen' und *la siguiente* für 'die nächste' blieben ihr im Gedächtnis. Die weiteren Ereignisse des Tages und abends sind dann schon wieder in Dunkel-heit gehüllt.

Katja und ich fuhren nach der Klinik bei deutschen Freunden vorbei, die ganz in un-serer Nähe Urlaub machten. Wir trafen nur die beiden Frauen an. Sie reagierten mit Erschütterung und Entsetzen, äußerten dann aber Optimismus. Es gebe mehrere von einem Schlaganfall Betroffene in ihrem Bekanntenkreis und einige hätten sich bereits nach wenigen Wochen vollständig erholt und lebten weiter wie vorher.

S., den einen der Ehemänner, trafen wir im Tennisclub an. Er ist Arzt, zwar Orthopäde, aber wir erwarteten dennoch eine medizinische Auskunft, die eine größere Sicherheit hatte als unsere laienhafte Einschätzung. Wir schilderten die Symptome. Vier Möglichkeiten kamen danach für den Mediziner in Betracht: eine Blutung im Gehirn, ein Aderverschluss im Gehirn, eine Virusattacke, ein Tumor. Nur eine genaue Untersuchung in der Klinik könne Klarheit bringen. Wir fuhren nach Hause zurück.

Hier versuchte ich, den Tag möglichst so weiter zu gestalten, wie er geplant gewesen war, möglichst wenig von der gewohnten Bahn abzuweichen. Es sollte zum Abendessen geräucherte Forellen geben, und dafür war ich zuständig. Zu unserer gemeinsamen Urlaubsgestaltung gehörte es, dass jeden Tag eine andere oder ein anderer für das Einkaufen, Essenzubereiten, Aufräumen etc. zuständig war - und heute war ich dran. Also hackte ich Holz, holte die Fische aus der Salzlake, ließ sie trocknen, machte das Feuer im Räucherofen an, streute das Räuchermehl auf das Stahlblech, hängte die Fische hinein. Die Hände verrichteten die gewohnten Arbeiten, im Kopf rotierte es. Was würden wir um acht Uhr in der Klink zu hören bekommen? Von dieser Auskunft mussten weitgehend unsere Zukunft abhängen, musste sich zeigen, ob die alten Bahnen noch begehbar waren.

Um 20.00 waren wir dort. Hella lag noch immer in dem großen Zimmer der Aufnahmestation. Der Arzt, der die Untersuchungen geleitet hatte, informierte uns: Ja, es liege ein Schlaganfall vor, aber *„no hay sangre en el cerebro"*, sagte er wörtlich, es sei also kein Blut im Gehirn, *„pero es un infarcto, un infarcto cerebral"*, also ein Gehirninfarkt, Hella müsse im Krankenhaus bleiben. Wie, wodurch der Infarkt entstanden sei, darüber könne man jetzt noch keine Auskunft geben.

# 6
## Entstehungsweise unterschiedlicher Infarkte

A. Das bei Hella vorliegende Krankheitsbild, der **klassische Infarkt** (der *ischämische Insult*, die *Apoplexie*) machen etwa 70-80% der Schlaganfälle aus.
In der Klinik wird dieser Befund dadurch gesichert (und die Gehirnblutung ausgeschlossen), daß die craniale Computertomographie (cCT), die ohne Kontrastmittel durchgeführt wird, ohne Befund ist.

Dieser klassische Infarkt kann auf zwei unterschiedliche Arten zustande kommen:

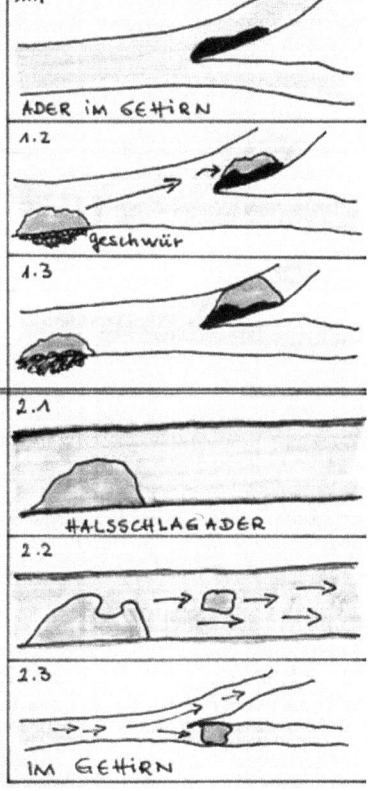

1. Durch eine *Thrombose*
Hier spielen sich alle Vorgänge im Gehirn selbst ab.
1.1. In einer Ader -
z.B. an einer Abzweigung -
lagern sich Fett und/oder
Kalk ab: man spricht
von Arteriosklerose.

1.2. An einer Stelle kommt
es zu einer Geschwürbildung,
Blutplättchen verklumpen,
lagern sich auf dem Kalk/Fett ab
und bilden einen Thrombus.

1.3. Der Thrombus wächst
und verstopft die Ader
es kommt zum Infarkt.

2. Durch eine *Embolie*
Hier sind - im Gegensatz zum ersten Fall -
Bereiche außerhalb des Gehirns beteiligt
2.1. Im Vorhof des Herzens
oder in einer Halsschlagader
bildet sich ein Thrombus.

2.2. Von diesem Thrombus löst
sich ein Stück
und wird mit dem Blutstrom
fortgeschwemmt.

2.3. Im Gehirn verschließt
dieser Blutpfropf eine Ader.
Es kommt zu einer Embolie,
zum Gehirninfarkt.

Gleiches kann in der Lunge geschehen, dann gibt es eine **Lungenembolie** oder in den Kranzgefäßen des Herzens, dann gibt es einen **Herzinfarkt**.
B. Die zweithäufigste Art des Schlaganfalls ist die **Gehirnblutung**. Sie macht etwa 15-20% der Fälle aus.
Hier ist fast immer eine lange Zeit des Bluthochdruckes vorausgegangen, der kleine Adern im Gehirn geschädigt und brüchig gemacht hat.
C. Die restlichen Prozente sind sogenannte **Subarachnoidal-Blutungen**. Dabei platzt eine Gefäßmissbildung, meistens ein Aneurysma, also eine Aussackung einer Ader, und Blut gerät in den Subarachnoidalraum, also zwischen die mit Hirn-Flüssigkeit gefüllten Hirnhäute.

Ich musste ein Papier unterzeichnen, dass ich mit Hellas Verbleib im Krankenhaus einverstanden sei, und dann ging es im Rollbett ab auf die Innere Station. Im ersten Stock in Zimmer „once, cero, dos" (11-0-2) war ein Bett frei geworden, dort konnte man sie unterbringen.

Katja und ich hatten den Eindruck, es gehe Hella jetzt eher schlechter als am frühen Nachmittag. Da schien sie bei hellem Bewusstsein, jetzt wirkte sie wie unter Drogen, sah uns an, erkannte uns offenkundig, versuchte ein Lächeln, schien sich dann wieder ein Stück zu entfernen, uns dann aber wieder neu zu entdecken / wahrzunehmen. Katja fragte die Stationsschwester, ob Hella ein Beruhigungsmittel oder Ähnliches bekommen habe. Sie verneinte, wobei unklar blieb, ob das den Tatsachen entsprach: Sie schien über die Medikamentierung unten in der Aufnahmestation nicht informiert zu sein.

Oben im Zimmer versuchte Hella dauernd zu sprechen, schaffte mal einen halben „Satz", merkte dann wohl, dass niemand ein Wort davon verstanden hatte, weil sie sehr unklar artikulierte, schüttelte den Kopf, schwieg, versuchte es wieder. Es war erschütternd, diese Hilflosigkeit mit anzusehen - und sie selbst litt offenkundig auch darunter.

---

**7**
**Sprachprobleme (1)**
Recht häufig werden durch den Schlaganfall Sprachzentren (mit)geschädigt, es kommt zu Sprechstörungen unterschiedlicher Art (**Aphasien**).
Dazu gehört die **motorische Aphasie**, die „stark gestörte, verlangsamte, mühsame Sprachproduktion" mit „undeutlicher, oft dysarthrischer (mühsamer, stotternder, stammelnder) Artikulation und skandierender Sprache."
Zusätzlich ist der aktive Wortschatz eingeschränkt, es kommt zu Wortverwechslungen und grammatikalischen Fehlern. Das Sprachverständnis ist dabei meistens nur leicht oder gar nicht gestört.
(Fachwörterbuch Przyrembel, Stichwort „Aphasie")

---

Katja und ich beratschlagten, ob ich die Nacht über dableiben sollte, wie es in spanischen Kliniken durchaus erlaubt und üblich ist. Wir hatten das Dableiben zu Hause vorgeplant, waren dabei aber davon ausgegangen, dass wir ein Einzelzimmer mit Sofa oder Liege oder Ähnlichem hätten - nun lag aber eine zweite, schwerkranke Frau mit im Zimmer und in der Ecke stand nur ein Stuhl mit Armstützen... Hella würde sich quälen, meinten wir, versuchen, mir etwas zu sagen, wach zu bleiben - wir beschlossen zu gehen und sie ausruhen zu lassen. Sie hatte das alles offenkundig mitbekommen und bekundete ihr Einverständnis: Sie zeigte in Richtung Ausgang und schob uns vom Bett fort

Um halb zehn kam unser Hausarzt in unsere Wohnung. Wir hatten ihn zwischendurch angerufen, dass Hella jetzt in der Klinik sei, und er hatte sich dort über ihren Zustand informiert. Er beantwortete einige der Fragen, die uns bedrängten: Nein, sagte er ganz klar, auch wenn man den Pfropf, der die Ader versperre, auflösen würde, wäre der Infarkt nicht rückgängig zu machen. Die nicht mit Blut versorgten Zellen stürben in wenigen Minuten ab – unwiederbringlich, auch wenn man in letzter Zeit anderes lese. Das sei wie bei einem Baum, bei dem man an einem Ast die Rinde zerstört und damit die Zirkulation der Säfte unterbrochen habe: Der nicht mehr versorgte Teil der Äste und Zweige sterbe ab und sei nicht wiederzubeleben. Dennoch sei eine „Lyse" nicht ohne Sinn und Wert: Die vielen weißen Blutkörperchen, die sich um den Infarkt herum an die Arbeit machen, um die toten Zellen abzutransportieren, zerstörten dabei auch viele gesunde Gehirnzellen, und zwar über einen längeren Zeitraum. Diesen sekundären Schaden könne man weitgehend eindämmen oder gar verhindern, wenn man den Pfropf auflöse. Das Problem mit der Lyse sei allerdings, dass die dazu notwendige Blutverdünnung zu einem hohen Risiko einer Gehirnblutung führe. In Spanien werde die Lyse deshalb noch gar nicht eingesetzt und auch in den meisten deutschen Kliniken nur bei jungen Leuten. (S. noch einmal Kasten 14) Sein Fazit: Man hätte Hella auch nicht anders behandelt, wenn sie eine Viertelstunde nach dem Schlaganfall in der Klinik gewesen wäre. Die Sorge um die verpasste Chance war uns damit genommen.

Es sei ungewiss - so sagte er weiter - und nicht voraussehbar, was sich alles regenerieren werde, welche Funktionen durch andere Zellen und Nerven übernommen werden könnten. Das Laufen und die Beweglichkeit des Armes kämen wahrscheinlich weitgehend wieder - durch zähes, langes Üben - das Sprechen ziemlich sicher auch. Wir müssten uns auf sehr lange Rehabilitations-Zeiten einstellen.

Er wies auf erste Konsequenzen hin: Der geplante Rückflug in einer Woche komme nicht in Frage. Ich sollte bei Hella bleiben, mindestens für zehn Tage, zwei Wochen. Monate des Trainings müssten folgen, damit die Muskeln erhalten bleiben und einsatzfähig sind, wenn die Gehirnzellen wieder Befehle über die Nervenbahnen senden. Langzeitprognosen seien unseriös, niemand könne sagen, ob Tennis- oder Volleyballspielen oder Skilaufen und Catamaransegeln jemals wieder möglich sein würden. Die Arbeit in der Schule, in der Bibliothek, könne für Hella vor dem Spät-Sommer nicht ins Auge gefasst werden.

---

**8**
**Fliegen nach dem Schlaganfall**
Unser Hausarzt, der „Flugarzt" der Lufthansa ist, lehnt Flüge innerhalb der ersten Zeit (bis zu zehn Tagen) kategorisch ab. Ein Druckabfall im Flugzeug, der nie ganz auszuschließen ist, weil technische Pannen immer möglich sind, wäre für das frisch geschädigte Gehirn tödlich. Ab wann wieder risikofrei geflogen werden kann, hängt von der Schwere des Schlaganfalls ab und sollte unbedingt mit den behandelnden Ärzten abgeklärt werden.

---

Die Auskünfte hinterließen bei uns sehr gemischte Gefühle: Die Hoffnung auf ein schnelles Wiederherstellen der Normalität, wie bei Hellas Vater seinerzeit, war damit gestorben, wir mussten uns wohl auf eine lange schwierige Phase einstellen. Andererseits war es offenbar zumindest möglich, dass Hella dermaleinst wieder in die gewohnten Bahnen des Arbeitens, des Sports, des Alltags zurückkehren könnte. Klar war: Es würde nun eine Zeit vor dem Tag X, dem 25. März 1997, und die Zeit nach dem Tag X geben, und beide Zeiten würden sich wohl sehr voneinander unterscheiden.

Es gelang mir trotz rotierender Gedanken, relativ schnell einzuschlafen. Um fünf Uhr wurde ich dann wach, Hellas Zustand kam mir schockartig ins Bewusstsein, fiel mir wie Blei ins Gemüt. Draußen tobte ein Sturm, unsere kleine Siamkatze lief maunzend durch die Wohnung – auch sie vermisste sicherlich Hella, auf deren Bett-Fußende sie üblicherweise die Nacht verbrachte. Dann schlief ich doch noch wieder ein, aber unsere Situation verfolgte mich bis in die Träume hinein. Der erste bestand aus einer geradezu kafkaesken Schulsituation, im zweiten schliefen Katja und ich in Hellas Krankenzimmer. Morgens wachte sie auf, konnte wieder normal reden und sich auch einigermaßen bewegen. Sie lachte, strahlte. Ich wachte auf, es war kurz vor sieben. Wieder schoss mir die Realität ins Bewusstsein, doppelt bitter nach dem optimistischen Traum.

Seitdem schlich die Zeit - es wollte nicht 13:00 Uhr werden. Das war die Zeit, zu der wir wieder Zutritt zu Hella hatten. Vorher zu kommen, so hatte man unserem Hausarzt gesagt, habe keinen Sinn, sie ließen niemanden herein, gäben auch keine Auskünfte.

Ich erledigte inzwischen die notwendigen Telefonate mit Deutschland, mit den Verwandten und auch mit der Schule. Der Alltag außerhalb der Klinik und unseres kleinen betroffenen Kreises lief schließlich normal weiter, auch wenn man das kaum glauben konnte. Die verspätete Rückkehr aus den Schul-Ferien musste vorbereitet werden. Viel war zu organisieren, Zeugnisnoten vorzubereiten, Klausuren zu planen, die Kursverteilung des nächsten Semesters… Die deutsche Freundin mit Kind, die Katja hier bei uns besuchen wollte, passte nun beim besten Willen nicht in unseren Haushalt, die projektierten gemeinsamen Ausflüge ins Landesinnere fielen fort usw. Es war schwer, ruhig zu denken und zu planen und sich auf die Sachnotwendigkeiten zu konzentrieren. Immer wieder schweiften die Gedanken ab, kreisten um die Frau im Zimmer 1102: Die Welt ist ungerecht! Warum hatte es ausgerechnet Hella treffen müssen? Alle Freunde und Verwandten, denen ich von dem Unglück berichtete, wollten es kaum glauben, waren entsetzt: Hella, die Aktive, die Schlanke, die Sportliche - das passe doch alles gar nicht zum landläufigen Bild vom übergewichtigen, trägen Schlaganfall- oder Infarktgefährdeten! Dennoch…

Pünktlich um 13:00 Uhr waren Katja und ich in der Klinik. Es war Mittwoch, der 26. 3.1997 - der erste Tag danach. Wir waren sehr angespannt - hatten wir doch gehört, die ersten Tage seien die wichtigsten, aufschlussreichsten. Von den Fortschritten der ersten Tage könne man sehr auf die Besserungschancen insgesamt schließen.

Die Tür stand weit offen, Hella saß fast im Bett, schaute uns hell und klar an. Wir atmeten auf, sahen uns an, strahlten. Vor ihr auf dem Krankenbett-Tisch stand ein komplettes Menu und sie löffelte mit links die Suppe - orangefarbene Krebssuppe, wie man auf dem Hemd, dem Bett und vor allem auf dem großen Schutz-Handtuch sehen konnte. Ich übernahm das Einlöffeln und sagte ihr, wie erleichtert und begeistert wir seien. Solch einen Zustand hatten wir am Vorabend nicht zu erwarten gewagt.

Nach einer Weile lehnte sie weitere Suppe ab - durch Kopfschütteln und Zeichen mit der Hand. Von den Hackbällchen und dem Gemüse aß sie dann wieder eine ganz normale Portion - die Nachspeise blieb allerdings unangerührt.

Ich räumte das Essen weg, legte sie tiefer und richtete Grüße aus. Sie weinte leise vor sich hin. Es war ein Weinen, das deutlich ausdrückte: Hier liege ich Häufchen Elend nun. Sie war aber schnell zu trösten, verstand offenkundig alles, was wir sagten, störte sich nicht an der Ankündigung, erst später nach Deutschland fliegen zu dürfen. Als ich allerdings mitteilte, in einer Angelegenheit müsste sie die gewohnte Bahn zumindest zeitweise verlassen, in die Schule zur Arbeit werde sie nämlich gewiss nicht vor den Sommerferien zurückkehren können, da weinte sie wieder still in sich hinein.

An Hellas Bettgestell war ein großer Plastikbeutel befestigt, der sie von Anfang an störte, wie sie mir später mitteilte. Er war nämlich das Ende eines Blasenkatheters und dieser Katheter machte ihr stets mit Nachdruck bewusst, wie krank sie war. Dass sie den rechten Arm und das rechte Bein nicht bewegen konnte, empfand sie als den Umständen entsprechend normal, das war die übliche Folge eines Schlaganfalls und würde sich nach einigen Wochen wieder legen, das hatte sie bei ihrem Vater miterlebt. Auch den Tropf, an dem sie von Anfang an hing, akzeptierte sie, schließlich wurden ihr auf diese Weise problemfrei die notwendigen Medikamente intravenös verabreicht. Aber dass sie einen Katheter brauchte, empfand sie als tiefen Eingriff in die Intimsphäre - und deshalb sträubte sich alles in ihr gegen diesen Apparat. Sie hatte die Schwestern gestenreich gedrängt, ihr den Schlauch zu entfernen und sie zur Toilette zu bringen, aber man hatte ihr nicht nachgegeben. Sie beklagte sich bei uns unter Einsatz von Mimik und Gestik, ich fragte bei den Schwestern nach, aber die erklärten mir – und ich gab das an Hella weiter – nach Aussagen des Arztes habe sie noch kein Gespür für eine gefüllte Blase, könne auch noch nicht den Blasenschließmuskel kontrollieren, sei deshalb auf den Katheter angewiesen. Sie akzeptierte das widerwillig für die nächsten Tage. Immer wenn Besuch kam, versuchte sie, einen leeren Urinbeutel zu haben, den sie dann unter der Bettdecke verstecken konnte.

Damit Hella sich zeitlich orientieren und nachsehen konnte, wann Essen, Besuch, ärztliche Visiten kämen, hatten wir eine Uhr mitgebracht und auf den Tisch gestellt. Es dauerte aber einige Tage, bis sie mit der Zeigerstellung eine Uhrzeit verknüpfte. Ein kleiner Handspiegel sollte ihr helfen, die eigene Mimik zu verfolgen und zu kontrollieren und nach dem Essen gegebenenfalls Speisereste aus dem rechten Mundwinkel zu entfernen, denn in diesem Bereich waren die Gefühlsnerven so stark beeinträchtigt, dass sie nicht merkte, wenn dort Reiskörner oder Nudelteile klebten. Erst Monate später konnten wir an die bekannte Loriot-Szene mit der Nudel im Gesicht erinnern und gemeinsam ein Späßchen machen - anfangs ärgerte sich Hella sehr über dieses Handicap.

An diesem Nachmittag sorgten die sachlichen Mitteilungen und Überlegungen nach einer Weile für Ausgeglichenheit und Ruhe. Wir kündigten an, dass ich bleiben werde, Katja nach Hause fahre und mich dann wieder abhole. Auf die Frage, wann Katja mich holen solle, sagte sie: „Sechs." Und nach etwa fünfzehn Minuten nahm sie sichtlich alle Konzentration zusammen und sagte so, dass man es verstehen konnte: „Katja kann jetzt gehen." Katja fuhr nach Hause, nachdem ich bei den Schwestern abgeklärt hatte, dass ich abends noch einmal kommen und ohne weiteres bis neun bleiben könne.

Auf dem Flur an dem Tresen, hinter dem alle Papiere der Station aufbewahrt wurden und wo die Schwestern saßen, fand ich auch den verantwortlichen Stationsarzt. Ich fragte ihn, wie er sich erkläre, dass Hella einen Schlaganfall erlitten habe und er nannte - nach einigem Zögern - als wahrscheinliche Ursache die Kombination aus Vererbung der „Veranlagung", der langen Einnahme der Hormon-Pillen gegen die lästigen Erscheinungen der Wechseljahre und das Rauchen. Das Rauchen betonte er besonders. Das geringe Alter sei ungewöhnlich. Der Schaden, so sagte er, sei ziemlich groß. Das könne man noch nicht anhand einer Kopf-Aufnahme nachweisen (weil man diese noch nicht vorgenommen habe), aber die Heftigkeit der Lähmung sei bedenklich - im Bein gebe es keine Reaktion, im Arm fast keine. Der Fall sei als *grave* (ernst) zu bezeichnen. Neben Arm und Bein sei das Sprachzentrum links stark betroffen. Die Gefahr der Wiederholung schätzte er als mittelgroß ein. Da ein zweiter Schlaganfall lebensbedrohend sei, müsse ein solcher unbedingt vermieden werden. Er ging von sieben bis zehn Tagen Liegedauer aus, dann sei ein Flug nach Deutschland möglich, da es ja in den Kabinen den vollständigen Druckausgleich gebe, auf den man sich – so *seine* Einschätzung - verlassen könne.

Er empfahl dringend, sofort mit einer Bewegungstherapie anzufangen, ein Sprechen solle ich erst einmal noch nicht fordern. Ich informierte Hella über meine neuen Kenntnisse. Sie verstand offenbar alles und nahm auch die lange Liegedauer mit Fassung auf.

---

**9**
**Risikofaktoren**
Die Reihenfolge entspricht nicht der Bedeutung / Wichtigkeit; die erste Hälfte kann man selbst stark beeinflussen / reduzieren, die zweite weniger leicht.
Rauchen, Übergewicht, Bewegungsmangel, Alkoholmissbrauch, langfristige Einnahme der Antibabypille und/oder Hormonpille gegen die Beschwerden der Wechseljahre, hoher Blutdruck, Herzerkrankungen, Zuckerkrankheit, Fettstoffwechselstörungen, Arteriosklerose, Vererbung einer Veranlagung, hohes Alter.

Verschiedene Wissenschaftler machen Angaben darüber, um das Wievielfache das Risiko eines Infarktes steige, wenn ein bestimmter Risikofaktor vorliegt. Die Angaben der verschiedenen Untersuchungen differieren aber sehr, weshalb hier auf Zahlen verzichtet wird. Sicher scheint zu sein, dass das Zusammenkommen mehrerer Faktoren das Risiko überproportional steigen lässt. Bei Hormonpille + Rauchen nennen die meisten Untersuchungen ein sechs- bis achtfaches Risiko

---

Den Nachmittag verbrachten wir in einer Mischung aus ganz unterschiedlichen Aktivitäten: Ich beugte und streckte ihren rechten Arm und das linke Bein, ich erzählte, fragte, sie antwortete mit Nicken oder auch einzelnen Wörtern oder kurzen Sätzchen, dann schlief sie wieder eine Viertelstunde, wir machten wieder Gymnastik etc.
Leider kam gegen 15:30 Uhr Besuch ans Nachbarbett: die Mutter der Mitpatientin und der vierzehnjährige Sohn. Sie aßen gemeinsam zwei Tüten Chips leer, schauten dann zusammen fern, was sie aber nicht daran hinderte, sich laut zu unterhalten. Leise wurde es erst, als sich der Sohn in den Stuhl setzte und eine gute Stunde schlief.

Um 17:00 Uhr erschien die Therapeutin des Krankenhauses, um Hellas Fähigkeiten zu überprüfen und erste Übungen zu machen. Sie bewegte den Arm, das Bein, gab ein paar Anweisungen, die ich Hella übersetzte, sah, dass kaum ein Befehl ausgeführt werden konnte, murmelte etwas von *grave* und *duro* (ernst und hart) - und ging. Sie kam nie wieder.
Gegen 18:00 Uhr bekam Hella einen Brechanfall, der ihr sehr zu schaffen machte. Sie war totenblass. Als Katja kam, reagierte sie nur schwach, so dass Katja sehr erschrocken war und meine positive Gesamtdarstellung vom Verlauf des Nachmittags gar nicht recht glauben wollte. Bevor wir um viertel nach sechs losfuhren, fragte ich Hella, ob ich noch einmal wiederkommen solle. Sie verneinte und schloss demonst-

rativ die Augen. Als unser Hausarzt fünf Minuten später zu Besuch kam, fand er sie fest schlafend vor.

Kurz nach 20:00 Uhr fuhr ich dann doch noch einmal zu ihr. Sie schlief immer noch - mit ganz friedlich entspanntem Gesichtsausdruck. Ich setzte mich in den Stuhl. Nach einer Weile klingelte das Telefon der Mitpatientin. Hella wachte auf, sie sah mich an. Es dauerte offensichtlich eine Weile, bis sie die Situation begriff. Sie hatte gewiss gespeichert, ich sei weg, und nun saß ich da im Stuhl.

Die Schwester informierte mich, dass Hella abends nur eine Brühe bekomme. Man müsse unbedingt neue Brechanfälle vermeiden, um den damit verbundenen krampf-artigen Überdruck im Gehirn zu verhindern. Man habe ihr deshalb etwas gegen den Brechreiz in die Infusion getan und ihr außerdem zwei Magentabletten gegeben.

Ich rief am Abend unsere zweite Tochter Anja, die in Bremen bei einem Arzt tätig war, an – am Vortag hatte ich sie trotz mehrfacher Versuche nicht erreicht. Sie wein-te - und schimpfte. Gerade vor vier Wochen habe sie den spontanen Bluthochdruck bei Hella miterlebt - sie selbst hatte die Messung durchgeführt, als Hella mit einem diffusen Unwohlsein und Druck im Kopf aus der Schule gekommen war. Möglicher-weise sei das doch schon ein Hinweis auf den späteren Schlaganfall gewesen. Sie habe mit ihr geredet und ihr dringend geraten, das Rauchen einzustellen und auch die Hormonpille abzusetzen. Hella habe nur gelacht.

---

**10**
**Warnzeichen – Hinweise auf einen möglichen zukünftigen Infarkt**
Spontan auftretender hoher Blutdruck gehört nur nach Aussagen weniger Wissen-schaftler in die Liste der typischen Warnzeichen.
Genannt werden in fast allen Veröffentlichungen weitgehend übereinstimmend: Einseitiges Taubheits- und Schwächegefühl in Arm und Bein, plötzlich herabhängen-der Mundwinkel, Taubheitsgefühl in einer Gesichtshälfte, vorübergehende Sehstö-rungen: Doppelsehen (ohne Alkoholeinfluss), halbiertes Gesichtsfeld, kurzfristige Blindheit, spontan auftretende Schwierigkeiten beim Verstehen, beim Lesen, beim Sprechen, Drehschwindel, Gleichgewichtsstörungen beim Gehen.

Diese Erscheinungen werden durch ein *kleines* Blutgerinnsel verursacht, das nur *kurzfristig* eine Ader verstopft. Sie heißen *„transitorische (vorübergehende) ischämi-sche Attacken"*. Wer eine solche TIA erlebt, sollte unbedingt einen Arzt aufsuchen.

---

Die zweite Nacht schlief ich relativ normal, der nächste Vormittag verging wie im Flug. Der Alltag mit seinen vielen Gesunden forderte sein Recht. Tausend Dinge wa-ren zu regeln - und das war gut so, verhinderte es doch das unfruchtbare Grübeln und das Hadern mit dem Schicksal.

Katjas Freundin hatte ihr Kommen abgesagt, (sie wollte nicht in dem von uns reser-vierten Hotel wohnen), Hellas Frühstücksdienst war zu übernehmen, der Einkauf für das Abendessen war zu planen, ein Freund aus Kiel war auf dem Flughafen gelan-det, musste abgeholt werden, Bekannte und Freunde riefen an, sie hätten gehört, dass..., wie es denn um Hella stünde? Ich versuchte außerdem die Korrektur der mitgebrachten Klassenarbeiten fortzusetzen - aber hier zeigten sich dann doch schnell die Grenzen der Belastbarkeit: Mehr als ein Anstreichen der Fehler war mir nicht möglich, die Konzentration auf den Inhalt gelang nicht.

Um zwanzig vor eins fuhr ich mit dem Rad los - sieben Minuten nach eins war ich oben an der Klinik, nassgeschwitzt, obgleich ich mich um langsames Fahren bemüht hatte. Hella schlief. Ich setzte mich in den Stuhl und wartete. Nach ein paar Minuten wachte sie auf. Ich gab ihr löffelweise die Suppe ein – mehr bekam sie auch heute nicht. Ich richtete ihr Stück für Stück alle Grüße aus, erzählte vom freundlichen Bemühen um uns herum - sie wirkte ruhig und ausgeglichen. Wir machten wieder Übungen, sie schlief zwischendurch immer ein Viertelstündchen, in dem ich dann zu lesen versuchte.

Kurz nach drei kam unser Hausarzt. Am Montag oder Dienstag werde man neue Aufnahmen vom Kopf machen. Er hatte - nach meiner Erzählung von der ersten Erfahrung mit der Krankenhaustherapeutin - eine eigene Therapeutin mitgebracht, mit der er zusammenarbeitete. Sie wartete unten - mehr als zwei Besucher durften nicht ins Krankenzimmer kommen. Nach einigen Minuten ging ich mit ihm hinunter, er verabschiedete sich und die Therapeutin kam mit nach oben. Wir hatten bei der Nennung ihres Namens nicht realisiert, wer sie war, aber nun sah ich natürlich, dass es sich um eine gute Bekannte handelte und begrüßte sie entsprechend erfreut.

Sie arbeitete dreißig Minuten mit Hella und zeigte mir alle sinnvollen, notwendigen Übungen mit dem Ziel, Spastik zu verhindern. Zum Glück hatte ich bei meiner bisherigen 'Gymnastik' nichts falsch gemacht, lernte nun aber vieles hinzu, worauf ich eigenständig nie gekommen wäre. Auch sie betonte, es liege ein schwerer Fall vor - im Gegensatz zum Krankenhaus-Arzt äußerte sie allerdings die Überzeugung, der Arm werde mehr Probleme machen als das Bein – (womit sie Recht behalten sollte). Ich solle durchaus das Sprechen zu aktivieren versuchen, zum Grimassieren anregen, damit die Gesichtsmuskulatur schnell wieder in Ordnung komme. Wichtig sei es, Hella stets zum Mitmachen aufzufordern, „im Kopf" das Bein zu bewegen, zu ziehen, zu drücken, zu halten - auch wenn dadurch faktisch nichts geschehe. Die Gehirnzellen und die Nervenbahnen müssten gefordert werden, nur dann seien sie eines Tages „bereit", wieder ihre Arbeit aufzunehmen.

---

## 11
### Spastik
Ein wesentliches Ziel der Physiotherapie ist es, die gefürchtete Spastik zu verhindern. Das Wort meint die übergroße Spannung innerhalb bestimmter Muskeln. Es kommt zu schwer lösbaren Verkrampfungen. Vor allem der geschädigte Arm ist oft betroffen: Er wird im Ellenbogen steif, die Hand wird im Gelenk abgewickelt, die Finger verkrampfen sich zur Krallhand.

---

Hella brauchte nach den ersten Reha-Übungen eine Weile zur Erholung. Wir schalteten auf Sprech-Übungen um, nahmen uns das Alphabet vor. Das Stückchen von „a" bis „f" hatte sie parat - dann war es vorbei. Wir übten, ich sprach vor, sie wiederholte kleine Stücke. Es gelang ihr auch der eine oder andere kleine Satz - oft aber verweigerte sie das Nachsprechen. Offensichtlich strengte das alles sehr an. Der neuerliche Besuch bei der Nachbarin und das damit verbundene laute Fernsehen lenkte sie sehr ab – ein Arbeiten war kaum noch möglich. Kurz vor sechs fielen ihr die Augen zu. Sie fragte, wann ich abgeholt werde - hatte also vergessen, dass ich mit dem Rad da war. Ich sagte uns - Katja und mich - für den Abendbesuch um 20:00 Uhr an.

In der Zeit zwischen 18 und 20 Uhr gab es eine Fülle von Telefonaten, Informationen, Hilfsangeboten. Eine Freundin lud mich zu ihrem Geburtstag am Samstag ein, was ich gleich absagte, sie bot ihr Auto zur freien Nutzung an, damit ich nicht mit dem Rad fahren müsse, wenn unsere Gäste zu einer Tour unterwegs waren, eine Kieler Freundin, die gerade angekommen war, rief an, sie habe die von mir gewünschten Schulunterlagen mitgebracht: Unsere Nachbarin habe sich erst gesträubt, sie in die Wohnung zu lassen, sei dann mitgegangen und habe sie dort keine Sekunde aus den Augen gelassen...

Unsere Tochter Anja hatte mit ihrem Chef gesprochen und richtete nun aus: Ich solle mir nicht einbilden, Hella zu Hause neben der Arbeit in der Schule versorgen zu können; sie sei für längere Zeit ein schwerer Pflegefall und könne nicht über Stunden allein im Haus bleiben. Ich müsse mich um eine Stelle für die Rehabilitation kümmern. Das hörte ich gar nicht gern. Außerdem solle ich über einen ADAC-Liegendtransport nachdenken - wir seien doch Mitglied. Jedes Drängen auf einen frühen Transport sei aber zu unterlassen, jede Gefährdung müsse vermieden werden. Ihr Chef habe ihr zugesichert, sie könne für eine Woche zu uns nach Kiel kommen, sobald Hella und ich dort seien. Dann hätte ich Hilfe bei der Fülle der auf uns zukommenden Formalitäten und Arbeiten.

Ich bastelte aus einer leeren Waschpulververpackung, die ich zwecks Stabilität mit Pinienzapfen füllte und mit zwei Handtüchern polsterte, einen Hilfsapparat zur Arbeit mit dem Bein, in der Klinik waren keinerlei Hilfsmittel zu bekommen. Hella sollte darauf den Unterschenkel legen und dann das Bein anziehen, ausstrecken etc. – so hatte mich unsere Therapeutin eingewiesen.

Um acht Uhr waren wir wieder im Krankenhaus. Hella war müde, aber guter Dinge. Zu Übungen irgendwelcher Art war sie nicht mehr in der Lage. Sie hatte nachmittags - so erfuhren wir - eine Spritze in die Bauchdecke bekommen, und jetzt bekam sie noch zwei Tabletten: eine zur Beruhigung des Magens und die andere *„para lo que tiene"* - für das, was sie hat - so lautete die wenig präzise Auskunft der Krankenschwester. Es handelte sich um Tiklid, so fand ich heraus, einen Thrombozyten-Funktionshemmer, ein Mittel also, das die Verklumpung von Blutplättchen bremst und somit der Thrombenbildung, also der Gefahr von Thrombosen und Embolien, entgegenwirkt.

Das Essen kam um 20:30 Uhr. Es gab Schonkost, aber nicht mehr nur Suppe. Der Fisch schmeckte fade, fand ich bei einer Probe – aber genau das war ja ein wesentliches Element der Schonkost: Das Fehlen von Salz und allen scharfen Zutaten, Gewürzen.

Um neun Uhr verließen wir die Klinik und fuhren zu unseren deutschen Freunden im Tennisclub. Unser Arzt hatte sich schlau gemacht und informierte uns: Bevor etwa zehn Tage um seien, könne man gar keine Prognosen stellen. Es habe bei Schlaganfällen alle erdenklichen Entwicklungen gegeben. Jede frühe Beobachtung sei ohne Langzeitbedeutung. (Wie man sieht, sind sich auch die Herren in Weiß in manchen Dingen nicht einig, hatte unser Hausarzt doch den Beobachtungen der ersten Tage hohen prognostischen Wert zugebilligt.) Man möge - so sagte er weiter - weder mit dem Schlimmsten rechnen, aber auch nicht blauäugig schnelle Besserung erwarten. Er habe Beziehungen in Deutschland und werde sich um eine Anschluss-Behandlung kümmern. Er schlage etwa 14 Tage stationäre Betreuung in einer Klinik in Damp an der Ostsee vor, in der er selbst lange Zeit gearbeitet hatte, dann eine Rehabilitation mit Betreuung tagsüber - den Abend und die Nacht könne Hella dabei zu Hause verbringen.

Der zweite deutsche Freund entwickelte große Angst, als wir darüber spekulierten, wie sich schlimmstenfalls die Zukunft gestalten werde: ein Leben ohne Tennis, nie mehr Volleyball, Reiten, Skilaufen, Catamaransegeln etc. Zum Teil waren diese Aussagen reiner Zweckpessimismus, zum Teil entsprangen sie echten Ängsten - niemand war ja in der Lage, die Folgen auch nur annähernd abzuschätzen. Er befürchtete, auch ihm könne so etwas zustoßen, zumal er mit Übergewicht, Bewegungsmangel, hohem Blutdruck und einem reichlichen Zigarettenkonsum zu kämpfen hatte. Das Rauchen stellte er umgehend ein. Auch unser Mediziner zog für sich eine Bilanz des persönlichen Risikos: Es sei auch bei ihm extrem hoch. Er hoffe nur, dass ein Infarkt seine Lunge oder das Herz treffen und es dann gleich ganz aus und vorbei sein möge.

Dieses Reflektieren der eigenen Situation erlebten wir bei vielen Freunden und Bekannten - fast immer bewirkte die nur miterlebte Erfahrung allerdings lediglich eine sehr kurzfristige Änderung in der Lebensweise, hin zur Risiko-Minimierung durch Umstellung im Rauchen, Trinken, Sich-Bewegen etc.

Die beiden Freunde „drohten" mir an: Karfreitag lasse man mich noch zufrieden, dann aber müsse ich wieder zum Tennis und den anderen Freizeitaktivitäten erscheinen. Schließlich gehe das Leben außerhalb des Krankenhauses weiter. Sie hatten aus ihrer Sicht wohl Recht. Für sie hatte im Freundeskreis ein Betriebsunfall stattgefunden, auf den man einige Tage Rücksicht nehmen musste, dann aber war wieder Normalität zu fordern. Ich kann hier aber anfügen, dass gerade diese beiden Freunde im Laufe der nächsten Tage und Wochen am deutlichsten wahrnahmen, dass es sich nicht um ein vorübergehendes Problem handelte, sondern um einen tiefen Einschnitt in unser Leben - und ihr Verhalten darauf einrichteten. Sie waren - und sind - uns in vielen Belangen eine wertvolle Hilfe geworden.
Gegen Mitternacht erst waren Katja und ich zu Hause.

Am nächsten Tag – Karfreitag – kamen die Bremer Freunde herüber, deren Haus-Umbau wir betreut hatten. Die Familie war inzwischen auch nach Spanien in die Ferien gekommen. Sie brachten auf meinen Wunsch ihr Faxgerät mit, so dass ich problemfrei und schnell mit der Schule in Kiel kommunizieren konnte. Auch sie waren erschüttert, dass Hella im Krankenhaus lag. Ich faxte gleich unsere Schule an, informierte über den neuesten Stand der Dinge

Als ich an diesem Tag gegen 17:30 Uhr aus der Klinik nach Hause kam, spendierte ich eine Flasche Sekt. Ich war glücklich und aufgekratzt, weil es bei Hella zum ersten Mal einen deutlichen Fortschritt gegeben hatte: Um 13:00 Uhr war ich in der Klinik gewesen - unser Schwiegersohn hatte mich hingefahren. Hella weinte wieder still in sich hinein, als ich vom bewegenden Telefonat mit ihrem Vater berichtete, beruhigte sich aber schnell. Es war vor allem ihre Mimik, die mich euphorisch machte. Die Muskulatur des Gesichtes gehorchte wieder (fast) normal; sie konnte lachen, den Mund spitzen - Aktivitäten, die am Vortag noch vollständig misslungen waren.

Außerdem interessierte sie sich wieder für Dinge um sie herum: Meine Hosentasche beulte sich, meine Haare saßen nicht richtig. Ihre Augen blickten hell und klar. Auch das Sprechen war besser, kleine Sätze gelangen recht oft. Sie sprach an diesem Nachmittag vieles richtig nach, sagte auch manches aus eigener Erfindung, war sehr auf die Arbeit konzentriert, auch als wieder der verwünschte Fernseher bei der Nachbarin lief. Ich unterstützte, lobte, freute mich. Sie saß sogar eine Weile frei - ungestützt - im Bett. Sie hatte das energisch gefordert.

Um 17:00 war Katja da; sie wollte eigentlich bis 18.00 bleiben, aber nach fünfzehn Minuten fragte Hella, ob ich noch einmal wiederkäme, und als ich bejahte, sagte sie, wir sollten nun gehen, sie sei müde. Wir fuhren nach Hause.

Um 19:30 Uhr brachte ich Lena und Norbert zur Oster-Prozession nach Marbella und war um 20:00 Uhr pünktlich in der Klinik. Hella war wach und gut gelaunt. Wir machten einige Übungen - mit dem Arm und dem Bein und auch Sprechübungen. Sie wollte wissen, ob wir Gäste im Hause haben - es existierte für sie also schon wieder eine Welt außerhalb des Krankenhauses, über die sie sich Gedanken machte. Schön!

Auch in den Bewegungen gab es deutliche Fortschritte: Sie konnte das rechte Bein, wenn sie es gebeugt neben das andere stellte, langsam seitwärts ablegen - am Vortag war es noch schlaff „umgefallen". Sie konnte beide Hände verschränken und sie über den Kopf heben, auf dem Kopfkissen ablegen und sie dann wieder zurück vor die Brust holen - auch daran war am Vortag noch nicht zu denken gewesen. Sie fragte nach dem Wochentag: „Heute Donnerstag?" Ich korrigierte auf Freitag und sie war dann in der Lage zu „zählen": „Sonnabend, Sonntag, Montag" - am Montag, so hatte sie gehört, sei die Großuntersuchung und „dann entlassen". Ich dämpfte die Erwartung, um Enttäuschungen vorzubeugen: Nur wenn der Befund zufriedenstellend sei und die Wiederholungsgefahr als normal gering eingestuft würde, könne sie nach Hause. Sie fragte: „Was möchtest du?" Ich antwortete, mein Wunsch sei natürlich, dass sie so schnell wie möglich nach Hause komme, wir aber kein Risiko eingehen dürften.

Ich erklärte ihr noch einmal die ins Auge gefasste Möglichkeit der Reha als Tagesbetreuung mit dem Übernachten zu Hause, war aber nicht sicher, ob sie das richtig verstand; sie zeigte jedenfalls keine eindeutige Reaktion. Wahrscheinlich war es für sie im Augenblick nicht wichtig, weil es nicht akut war, und wurde deshalb auch nicht realisiert und bewertet.

Um 21:00 Uhr holte ich Lena und Norbert aus Marbella ab - die Prozession war zwar noch nicht beendet, aber wir fuhren nach Hause. Ich schlief relativ gut in dieser Nacht, war aber um fünf wieder wach, die Gedanken kreisten. Um sieben hörte ich Katja – der Tag konnte in Angriff genommen werden: Sonnabend, der 29. März, Tag 3 nach X.

Gleich nach dem Frühstück riefen mehrere Freunde an, unser Unglück hatte sich inzwischen in weitere Kreise herumgesprochen, überall herrschte Trauer, vor allem aber ungläubiges Erschrecken. Hella, ausgerechnet die hochaktive sportlich-fitte Hella!
Auch unser Arzt-Freund meldete sich wieder und fragte nach den gestrigen Fortschritten. Ich berichtete. Er war erfreut und unterstützte meine gute Laune: Wenn sie so früh sprechen und das Bein bewegen könne, dann sei das zerstörte Areal im Gehirn nicht zu groß und man dürfe hoffen, dass der Rest auch mit der Zeit wiederkomme.

Ich trainierte mit Lena deutsche Grammatik, dann konzipierte ich einen Brief an unsere Schule. Am Dienstag würde ich ihn – ausformuliert – per Fax abschicken.

*Liebe xy, lieber yz, liebe KollegInnen, wollte ich schreiben (in der Gesamtschule duzt man auch die Schulleitung), hatte ich nicht vor wenigen Tagen gesagt, es müsse ein „Ersatzmann" für mich gesucht werden, der sich rechtzeitig in die Organisation der Oberstufe einarbeite, falls ich einmal ausfalle? Nun ist es fast so weit, wenn auch aus anderen Gründen, als ich vermutet hatte.*

*Hella-Infarkt links im Gehirn > rechtsseitige Lähmung > Krankenhaus > Entlassung unklar > Rückkehr unklar, sicher nicht vor dem 13. April. Hella wird kaum vor den Sommerferien wieder arbeiten können. Organisiert werden muss die Deutschklausur am 11.4. Am Do, 10.4. kommt Herr K. aus dem Ministerium: Vortrag, Beratung für die Abiturienten, Hörsaal vorbereiten, Schüler informieren, Kollegen wissen Bescheid, dass Unterricht ausfällt. Aufsicht im Hörsaal organisieren, K.-Begleitung besorgen, Auftrag für den Grundkurs Deutsch: Sie haben in den Ferien Faust gelesen, sollen eine Liste seiner Sünden erstellen, Stand der Wette zwischen Gott und Mephisto beschreiben. Leistungskurs Geschichte: Auswertung der Gruppenarbeit, im Vertretungs-Unterricht Bismarcks Bündnissystem zusammenstellen, Hausarbeit oder Arbeit in der Bibliothek; sich über den Ersten Weltkrieg informieren, Handbuch Gebhardt benutzen. Spanisch in 9 +10: Wiederholung aller Vokabeln, durchgenommene Lektionen wiederholen; Geschichte Grundkurs: Klausur zusammen mit dem Kollegen T. schreiben lassen; meine Aufgabenstellungen: 1. Fertigen Sie eine Skizze der Lehenspyramide. 2. Schreiben Sie eine kurze Darstellung über die Bauernkriege in Deutschland: Ursachen – Forderungen – Verlauf – Folgen. 3. Luther: a. Welche Rolle spielt der Ablasshandel? b. Stellen Sie die Gründung der Landeskirchen durch die Landesfürsten dar! - Die Vornoten für die Mittlere Reife-Prüfung der Klasse 10 in Spanisch liegen bei.*
*Haltet uns die Daumen, wir haben es SEHR nötig.*

Norbert brachte mich mittags um 13:00 Uhr in die Klinik. Das Essen - heute keine Schonkost mehr - aß Hella selbständig und ganz auf. Unser Arzt-Freund kam eine halbe Stunde später. In Mimik und Sprache konnte er die geschilderten Fortschritte sofort sehen, das Bein zeigte heute aber keine Reaktion. Er war dennoch sehr angetan, weil er eine deutliche Spastik erwartet hatte: Die hatten wir – die Therapeutin und ich - offenbar durch fleißiges Arbeiten verhindert. Er entwickelte heute neue Therapiepläne für Deutschland: Wir sollten von hier aus mit seiner Hilfe die Reha in Damp planen und dann nach der Rückkehr umgehend beginnen, Hella solle gar nicht erst in unsere Kieler Wohnung gebracht werden, sondern sofort in das Reha-Zentrum.

Als wir den ganzen Nachmittag geübt hatten, war in Arm und Bein abends der Zustand vom Vortag wieder erreicht. Das Sprechen entwickelte sich sehr gut, sie flaxte schon wieder und nannte mich „Horst Manfred", meine Taufnamen, die in unserer Familie aber normalerweise nicht verwendet werden - außer man wolle mich auf den Arm nehmen oder mit mir schimpfen; üblicherweise bin ich „Kai". Sie konnte auch einige längere Sätze formulieren. Ich unterstützte, lobte, munterte auf, freute mich. Der Nachbarbesuch störte wieder sehr.

Um kurz nach 17 Uhr kam Katja - auch sie war von Hellas Munterkeit sehr angetan. Ich hatte auf Hellas Wunsch ihre Taschen aus dem Schrank geholt und sie hatte sich alles auspacken und vorlegen lassen. Einen Ring hatte sie ausgesucht und gleich aufgesteckt. Nach einer Weile wurde sie sichtbar müde. Die Sätze gelangen nur noch in den ersten drei, vier Wörtern, dann winkte sie mit der Hand ab: „sinnlos" signalisierte sie. Wir verabredeten, in der Zeit zwischen 20 und 21 Uhr wieder da zu sein.

Zu Hause ging es dann sehr lebhaft zu. Das Telefon klingelte fast ununterbrochen: Anrufe von vielen Bekannten und Freundinnen und Freunden, die von Hellas Unglück gehört hatten. Die Inhalte der Telefonate ähnelten sich sehr: Unfassbarkeit, wie unvermittelt der Schlaganfall einen Menschen aus dem Alltag reißt! Auch die tiefe Unsicherheit im Umgang mit der neuen Situation wiederholte sich: Durfte, sollte man Hella besuchen, ihr schreiben, ihr etwas schicken, schenken? Wie sollte man gegebenenfalls mit ihr reden? Ich sollte Rat geben, wo ich selbst keine Sicherheit hatte. Was würde Hella gefallen, was würde gut für sie sein? Ich bat um Geduld, wollte erst einmal vorsichtig bei Hella nachfragen und herausfinden, ob sie dazu schon eine Meinung entwickelt habe und selbst entscheiden könne.

Am Abend war sie sehr aufgekratzt. Wir konnten einige Übungen machen, und das Abendessen bewältigte sie wieder allein, nachdem ich ihr den Fisch zerlegt hatte. Offenkundig hatte sich in der Küche niemand Gedanken darüber gemacht, wie eine Schlaganfallpatientin mit einem gelähmten Arm einen grätenreichen Fisch essen solle. Ich fragte sie, ob sie Besuch wünschte, sie schüttelte zögernd den Kopf. Ich nannte verschiedene Namen und nur zwei Freundinnen erhielten ein zustimmendes Kopfnicken und ein „die ja".

Sie erzählte mir später, es habe sie sehr gefreut, als ich erzählte, dass viele FreundInnen und Bekannte angerufen hätten, weil es ihr zeigte, dass sie trotz allem nicht ungeliebt und vergessen war. Die Besucherwünsche habe sie sehr genau überlegt. Einerseits habe ihr schon gefallen, dass viele kommen wollten, aber andererseits sei sie das Gefühl nicht losgeworden, dass manche gar nicht wirklich wollten, sondern nur meinten, eine Pflicht erfüllen zu müssen. Es gab noch einen zweiten Grund, weshalb sie zum Neinsagen neigte: Sie wusste durch häufige Kontrollen mit dem kleinen Handspiegel, wie sie aussah, hatte Angst, dass ihre Mimik manchmal versagte, ihr Gesicht entstellt wirkte, ihre Sprache hilflos und verworren klang. Sie war sich schon bewusst, dass sie sehr schwach und sehr krank war und jeder das auch sehen konnte. Und sie war nicht bereit, sich jedem in ihrem augenblicklichen Tief zu zeigen. Man kannte sie als fröhlichen und dynamischen Menschen, und dieses Bild sollten sie auch behalten. Schließlich ging sie davon aus, dass sie in wenigen Wochen wieder fit und die alte sein würde.

Lediglich bei den beiden wirklich engen Freundinnen war sie bereit, eine Ausnahme zu machen. Vor diesen beiden Freundinnen hatte sie keine Geheimnisse. Mit S. verband sie u.a. gemeinsames Reiten am Strand und in den Bergen, mit R. war sie in London gewesen, sie waren gemeinsam in Zermatt Ski gelaufen, mit beiden hatte sie am Strand, bei Spaziergängen, in Restaurants, zu Hause viele Stunden verbracht. Sie durften sie „in ihrem Elend", so formulierte sie es, sehen.

Wir hielten noch in unserem Lieblings-Restaurant, wo wir erwartungsgemäß eine Reihe Freundinnen und Freunde trafen. Bei zwei Bieren berichteten wir – vorsichtig optimistisch. Zu Hause stellten wir die Uhr auf Sommerzeit um.

Am Ostersonntag versteckten wir zahlreiche bunte Ostereier im Haus – das Wetter war für eine Draußenaktion einfach zu schlecht. Nach dem Abwaschen und Aufräumen las ich zum wiederholten Mal den Faust für den Unterricht zu Ende, unsere Katze lief unruhig umher, setzte sich dann auf meine Bücher und leckte mir die Hände – Hella fehlte wohl auch ihr. Unser Arztfreund rief an, kam und lieh sich meine Golfschläger aus, brachte mich in die Klinik, ging kurz zu Hella hoch, während ich noch einer Oma half, die mit dem Telefon in der Halle nicht zurechtkam. Das Mittagessen verlief wieder erfreulich – ich schnitt ihr das Rindfleisch in mundgerechte Stücke – wie dann in all den kommenden Jahren noch mehrere hundert Mal. Sie ließ nur etwas von dem Reis übrig.

Am Nachbarbett wechselte heute – am Feiertag – dreimal der Besuch, man aß Schnecken aus der Dose, sah einen Kriegsfilm. Wir trainierten wieder Arm und Bein und veranstalteten kleine Sprachübungen. Zweimal zwischendurch sagte sie an, sie wolle schlafen. Als Katja mich abholen kam, zeigte Hella schon nach 15 Minuten auf die Tür. Zuhause präparierten wir ein kleines Festessen und nahmen wieder zahlreiche Anrufe entgegen: Anja, Hellas Vater…

Beim Abendbesuch konnten wir nur wenige Übungen machen, sie versuchte, uns einen Brückenstand vorzuführen, den sie bei der Therapeutin gelernt hatte, aber so ganz gelang das nicht. Um kurz nach neun war ich bei unseren Kieler Freunden in ihrer angemieteten Ferien-Wohnung – das Wetter hatte sich beruhigt, man konnte draußen grillen und sitzen…

Am nächsten Morgen – Ostermontag ist in Spanien kein Feiertag – brachte Norbert Katja und Mona und mich zur Klinik. In der Halle sagten wir Hellas Zimmernummer an und eine Frau reagierte mit: "Ah, zu Frau Klein wollen Sie!" Es war die Dolmetscherin; sie hatte erfahren, dass wir mit Spanisch zurechtkamen, bot uns dennoch freundlich ihre Hilfe an. Dann klärte sie uns darüber auf, dass Mona nicht mit nach oben dürfe, da sie unter zwölf Jahre alt sei. Also blieb Katja bei Mona unten, ich ging hoch zu Hella. Sie wirkte ausgeruht und war putzmunter. Ich packte den mitgebrachten Osterkorb aus und ging dann nach unten: Dort wartete die Freundin R., die dann mit Katja zu Hella ging. Nach einer Weile kam Katja herunter u ich konnte nach oben gehen.

R. war sehr überrascht, wie gut Hella reden konnte. Es war rührend anzusehen, wie die beiden vertrauten Freundinnen miteinander umgingen. Sie hatte eine elektrische Schreibmaschine mitgebracht, die sie Hella schenkte: Darauf werde Hella gut mit der linken Hand Wörter und Sätze schreiben und so Sprache und Rechtschreibung trainieren können. Das Sitzen im Bett und das Essen machten keine Probleme mehr. R. schnitt ihr die Putenkeule, das gesamte Menu verschwand zügig.

R. thematisierte das Rauchen. Sie wolle jetzt sofort damit aufhören. Für Hella, so betonte sie, sei es ganz wichtig, keine Zigarette mehr anzufassen. Hella nickte, damit sei es vorbei.

Als wir allein waren, machten wir unsere Übungen. Es gab wieder einen Fortschritt: Hella konnte erstmals ihren Fuß bewegen. Ich hielt meinen Zeigefinger zehn Zentimeter neben ihre Zehen und sie konnte den Fuß so drehen, dass ihr großer Zeh meinen Finger berührte. Außerdem konnte sie das Bein ein paar Millimeter zu sich heranziehen. Das In-die-Brücke-Hochdrücken funktionierte ebenfalls gut. Sie blieb jeweils etwa fünf Sekunden oben, wobei sie laut mitzählte - nicht ohne ein wenig zu schummeln: Sie kam erst bei 2 wirklich hoch, zählte bis 7, wobei sie aber die 5 und die 6 ausgelassen hatte. Der Arm ließ sich noch immer nicht bewegen, wobei allerdings auch der Tropf die Übungsmöglichkeiten sehr einschränkte. Nur bei der folgenden Übung zeigte sich eine Reaktion: Ich stellte den Unterarm senkrecht und ließ ihn dann los. In Richtung Brust / Bauch fiel er völlig schlaff herunter, vom Körper weg allerdings konnte sie ihn abfangen, so wirkte es. Man klärte uns dann aber auf: Das sei keine bewusste, gesteuerte Handlung, sondern der Bizeps zeige bereits erste Erscheinungen von spontaner Kontraktion, also von Spastik, die gar nicht erwünscht sei und gegen die wir gezielt und geduldig an arbeiten müssten.

Das Interesse an der Welt draußen war inzwischen gewachsen. Sie fragte von sich aus nach allerlei Personen und Vorgängen. Andererseits gab es deutliche Probleme, vor allem mit dem Gedächtnis. So konnte sie sich erst mit einiger Nachhilfe daran erinnern, dass eine Frau dagewesen sei, die mir Übungen gezeigt und mit ihr trainiert habe. Sie war aber völlig erstaunt, dass diese Person wiederkommen wolle, um neuerlich mit ihr zu arbeiten. Andererseits wusste sie ganz genau, dass am morgigen Dienstag die große Untersuchung sein sollte und von dieser Untersuchung der Zeitpunkt der Entlassung abhänge. Sie fragte, ob man sie auf ihren Wunsch entlassen würde - auch gegen mein Votum. Ich machte ihr klar, dass ihr Wunsch nach möglichst schneller Entlassung auch der meine sei - aber gegen das Votum der Ärzte würde ich nicht mitmachen. Schließlich gehe es nicht um einen verstauchten Fuß oder eine Grippe, sondern um den Kopf, das Gehirn - und da könne man kein Risiko eingehen.

Neu war ihr Wunsch, ich möge ihr vorlesen. Ich las aus den „Geschichten vom Don", die erste Erzählung in zwei Etappen. Teil eins hörte sie liegend, beim zweiten saß sie neben mir. Ich hatte den Eindruck, dass sie den Text verstand, im Langzeitgedächtnis wurde aber nichts davon gespeichert, wie ich am nächsten Tag feststellen musste.

Um Hella auch ein bisschen „Österlichkeit" in das triste Klinikzimmer zu bringen, hatten die Kinder Osterhasen-Frühlings-Bilder gemalt, und wir klebten diese ans Fenster. Hella freute sich.

Katja und ich kamen um 20:00 Uhr wieder. Über die mitgebrachten Rosen aus dem Tennis-Club freute sich Hella sehr. Immer, wenn jetzt Grüße ausgerichtet wurden, weinte sie ein wenig - es klang aber mehr nach Rührung als nach Verzweiflung. Sie hatte große Schwierigkeiten mit dem Sprechen und ärgerte sich sehr darüber, wie man unschwer an ihrer Mimik ablesen konnte. Wir führten die Probleme auf eine Schlaftablette zurück, die sie auf eigenen Wunsch vor einer Weile bekommen hatte - wir hofften, es sei nichts anderes. Denn am Nachmittag hatte sie sich plötzlich aufgesetzt, in sich hineingehorcht, dann an den Kopf gefasst: Irgendetwas war da vor sich gegangen! Auf meine besorgte Frage hatte sie aber gesagt, es sei nichts.

Wir machten nur ganz wenige Übungen, wobei ich Katja die eindeutigen Reaktionen des Beines zeigen konnte. Sie war erschöpft, vom Kopf her kamen kaum die notwendigen Befehle. Ich telefonierte hinterher noch mit Anja und teilte auch ihr die ersten Fortschritte mit. Sie war erleichtert.

Am Dienstagmorgen rief ich gleich bei unserer Freundin M. an, um mir das angebotene Auto zwecks Einkaufs abzuholen – die Katja-Familie war mit unserem Auto zu einem Ausflug aufgebrochen. Es meldete sich niemand, also erledigte ich alles per Rad, fuhr auch mit dem Rad zur Klinik, dieses Mal so langsam, dass ich trocken und relativ normal temperiert ankam.

Hella war munter. Die Bettnachbarin erzählte, Hella bekomme nun wieder normales Essen, auch einen richtigen Kaffee am Nachmittag. Sie könne jeweils zwischen zwei Menüs wählen, was für das Mittagessen und das Abendessen um 21:00 Uhr galt.

Ich fragte die Stationsschwester sofort nach den Untersuchungen und erlebte eine Enttäuschung. Es hatte zwar eine Untersuchung gegeben, aber nur eine, die sich auf das Herz bezog. Mit einem Elektrokardiogramm hatte man nach Funktionsstörungen des Herzens, vor allem nach Herzrhythmusstörungen gesucht, und mit einer Ultraschalluntersuchung, einer Echokardiographie, hatte man Blutgerinnsel finden wollen, die Ausgangspunkt für Embolien sein können. Eine Röntgenuntersuchung des Kopfes hatte nicht stattgefunden.

Nach einer Stunde konnte ich mit dem Arzt sprechen: Das Herz sei in Ordnung, es gebe keine Anzeichen, dass der Infarkt vom Herzen ausgegangen sei. Das Bein zeige einige Reaktionen, der Arm keine - das war mir nicht neu. Die Gesamtlage sei durchaus positiv, eine weitere Untersuchung werde noch am Nachmittag oder am nächsten Vormittag stattfinden. Wenn sich nichts Negatives ergebe, sei von drei bis vier weiteren Tagen Liegedauer auszugehen.

Hella verkürzte auf ein bis zwei Tage, als ich sie über das Gespräch informierte. Unser Hausarzt kam zu Besuch, hatte auch mit dem Krankenhaus-Arzt gesprochen und wir machten wieder Pläne: Am 13. könnten wir ganz normal mit einem Linienflugzeug nach Hamburg > Kiel zurückkehren. Er empfehle in Kiel nur eine Tages-Reha, rate von einem Reha-Klinikaufenthalt ab, nachts sei Hella besser zu Hause aufgehoben, die Emotionen, das Wohlfühlen seien ein ganz wesentlicher Faktor bei der Wiedergenesung. Dieser Gedanke gefiel uns besser als der Vorschlag mit der Klinik in Damp. Wir trainierten wieder eifrig, in den Pausen las ich vor.

Abends um acht, beim zweiten Besuch zusammen mit Katja, war Hella sehr müde. Man hatte sie endlich vom Tropf befreit, der bei den Übungen mit dem Arm stets eine starke Behinderung gewesen war, die Nadel steckte aber noch immer in der Vene.

Am nächsten Morgen versuchte ich mit vielen Telefonaten Klarheit über unsere nächste Zukunft, vor allem das Nachhausefliegen zu erhalten. Ich las die Papiere, die uns Hellas Versicherung, die DAK, in Sachen Bezahlung der Krankenhauskosten zugeschickt hatte, das klang alles ganz erfreulich und einfach. Dann faxte ich den fertig ausformulierten Brief an die Schule und informierte unsere Kieler Hausärzte. Bei TUI erfuhren wir, dass mit Aero Lloyd, wo wir unseren Rückflug gebucht hatten, (den wir nun nicht wahrnehmen konnten) der nächste Flug erst am 4. Mai stattfände. Das war viel zu spät, kam nicht in Frage. Dann verfalle der Flug, nein, Geld werde nicht zurückerstattet. Hapag Lloyd käme ersatzweise in Frage. Die ADAC-Dienststelle in Barcelona signalisierte, Hella könne grundsätzlich nach Deutschland geflogen werden, ich keinesfalls. Das Datum hänge aber ganz von den Aussagen des behandelnden Arztes in der Klinik ab - man könne sich nicht festlegen. Man werde sich gleich mit der Klinik in Verbindung setzen. Das war doch immerhin etwas, auch wenn jetzt alles in der Schwebe war, wir mit beiden Beinen fest in der Luft standen. Wir konnten nur abwarten - entschieden wurde von anderen.

Um 13:00 Uhr fuhr mich Norbert in die Klinik – ich traf R. bereits in Hellas Zimmer an. Am frühen Morgen - so erfuhren wir gleich - hatte eine umfangreiche Untersuchung stattgefunden. Zuerst hatte man sich den Hals vorgenommen, um festzustellen, ob dort im Bereich der Hauptschlagadern etwas zu finden sei, das den Infarkt ausgelöst habe. Man hatte weder Ablagerungen gefunden, die die Adern verengten, noch Blutgerinnsel - also kam nach dem Herzen auch der Hals nicht als der Bereich infrage, der für den Schlaganfall verantwortlich war. Danach hatte man eine Computertomographie des Kopfes durchgeführt, um die Größe und die Lage des geschädigten Hirnbereichs sichtbar zu machen. Dazu waren Kontrastmittel eingespritzt worden. Sie hatte sich von dieser Untersuchung noch nicht ausruhen können und war deshalb erschöpft. Es gab große Schwierigkeit mit der Konzentration und dem Sprechen. Wir verzichteten daher auch fast ganz auf Übungen und ich las auch nicht vor.

In ihrer Sprache tauchten jetzt Probleme auf, die auch in der Zukunft häufig zu beobachten waren. Es gab Wortfindeschwierigkeiten und Verwechslungen, bei denen sie Bezeichnungen wählte, die aus dem richtigen semantischen Feld kamen, aber nicht genau zutrafen. Es war so, als hätte sich zwar im Kopf die richtige Schublade für das gesuchte Wort geöffnet, innerhalb der Schublade war dann aber danebengegriffen worden, dicht daneben meistens. So vertauschte sie z.B. Namen, sagte zwar nicht Franz, wenn sie Monika meinte, aber durchaus Renate, wenn es Roswitha sein sollte. So erzählte sie von einem Mann, der nicht Junggeselle sei, er habe ja ein Band um den Arm gehabt: Es war der untersuchende Arzt, der einen Ehering am Finger trug, auf den sie stolz - ihre Aussage vermeintlich bestätigend - zeigte, als er am Nachmittag ins Zimmer kam.

Die Verständigung war auf diese Weise sehr schwierig, erst im Laufe der Zeit lernte ich es, halb intuitiv das jeweils Gemeinte in den falsch gewählten Wörtern aus dem jeweiligen Kontext zu erraten. An diesem Tag war die Unterhaltung sehr zäh, da alles doppelt gesagt und nachgefragt und bestätigt werden musste - oft brach Hella wieder mitten im Satz ab und wischte den Rest mit einer zunehmend unwirscher werdenden Handbewegung fort.

## 12
### Sprachprobleme (2)
Die hier geschilderten Schwierigkeiten gehören in den Bereich der **amnestischen Aphasie**. Wortfindungsstörungen machen hier den Hauptbereich aus. Sätze werden im Kopf vor-gebildet und dann auch gut artikuliert, aber mittendrin fehlt plötzlich ein zentrales Wort oder ein unpassendes, falsches wird eingesetzt.
Sprachwissenschaftler erklären dieses Phänomen damit, dass das Gehirn Gegenstände / Wortbedeutungen einerseits und die Lautgestaltung andererseits an getrennten Orten speichert. So kann jemand also eine Erdbeere rot und prall vor Augen haben, das Wort dafür fällt ihm aber nicht ein – also macht er eine Pause oder er sagt „Kirsche", weil die einigermaßen zu dem Bild passt.

> Viele Patienten lernen, durch Gesten und Umschreibungen mit dem Problem umzu-
> gehen, die fehlenden Wörter zu „ersetzen" oder zu umschreiben.

Um 17:00 Uhr kam die Therapeutin. Sie konnte auch nur wenige Übungen erfolgreich durchführen – sie brach die Therapie vorzeitig ab.

Ich las die Durchschläge aller Briefe vor, die ich nach Deutschland geschickt hatte. Hella sollte sich einbezogen fühlen und die Gewissheit haben, dass ich auch alles so zu regeln versuchte, wie wir es miteinander besprochen hatten. Sie war mit allem einverstanden. Der Tropf blieb nun dauerhaft weg, aber es steckte immer noch eine Kanüle im Arm, die man für eventuell schnell notwendig werdende Infusionen in Bereitschaft hielt. Das Training mit dem Arm war also weiterhin eingeschränkt. Der Urinkatheter wurde nun immer für einige Stunden abgeklemmt - sie sollte wieder ein Gefühl für eine volle Blase entwickeln.

Zur Toilette war sie seit dem Schlaganfall noch nicht gegangen - ich informierte die Schwestern und bat darum, für Abhilfe zu sorgen. Ich versuchte den Arzt zu sprechen - der mir bekannte Dr. H. war nicht zu erreichen, nur ein Ersatzmann, der im Gegensatz zu Dr. H. gar nicht freundlich und informationsbereit war. Seine Aussage war kurz: Die Auswertung der Computertomographie sei noch nicht da. Wann sie denn komme? *„Quizas mañana"* - also vielleicht morgen, sonst eben übermorgen. Ich fragte nicht weiter, verließ das Zimmer.

Hella war bitter enttäuscht - hatte sie doch von dieser Untersuchung Klarheit über ihre baldige Entlassung erhofft. Beim Abendbesuch zusammen mit der Freundin S. war Hella immer noch müde und wenig kommunikativ.

Am Mittwoch sollte es spannend werden. Unser Hausarzt wollte sich in der Klinik Gewissheit verschaffen, dass auch die Röntgenaufnahme keinerlei Blutungen im Gehirn zeige; in diesem Fall wollte er in seiner Kompetenz als Flugarzt die Erlaubnis zum Flug nach Deutschland geben. Zwei Freundinnen riefen an, beide hatten Geschichten von Bekannten mit Infarkten zu erzählen, die sie schnell und spurlos überwunden hatten. Das machte Mut.

Mittags um 13:00 Uhr war ich wie üblich in der Klinik, musste aber warten, da die Nachbarin von einem Arzt untersucht wurde. Dann rief der Arzt mich herein, weil er Hella noch einiges fragen wollte und ich als Übersetzer gebraucht wurde. Er überprüfte einige Reflexe und Reaktionen und teilte mir mit, die Fortschritte bei Hella seien eindeutig, man könne sie seines Erachtens entlassen. In diesem Moment rief der ADAC aus Deutschland an und der Arzt gab dem Anrufer dieselbe Auskunft.

Ich fragte ihn nach der Gehirnaufnahme; er kannte sie noch nicht, holte sie aber. Wir gingen in einen Nebenraum mit Leuchtbildschirm, und er erklärte mir die Aufnahmen. Ich sah also Hellas Kopf in Scheibchen unterteilt. Drei „Scheibchen" waren von Bedeutung. Wie zu erwarten gewesen war, zeigten die Bilder in der linken Gehirnhälfte den Infarkt, das nicht mehr durchblutete Areal. Es lag im vorderen Drittel und war nach den vorsichtigen Aussagen des Arztes mittelgroß bis groß. Auf einer gedachten Skala von 1 bis 10 könne man es etwa bei 7 bis 8 einordnen - größer als ein Hühnerei, etwa Gänseei groß.

Ich teilte Hella das Gehörte und Gesehene mit. Sie konnte diese Informationen durchaus realisieren und war erschrocken über das Ausmaß der Zerstörung in ihrem Kopf. Wir machten unsere Übungen, Hella hatte einen guten Tag. Gegen 16:00 Uhr trat ich noch einmal wegen der Verdauungsprobleme an die Schwestern heran. Sie baten mich, das Zimmer zu einem Spaziergang zu verlassen und behandelten Hella in der Zwischenzeit erfolgreich.

Bei unseren Sprachübungen stießen wir auf ein neues überraschendes und erschreckendes Phänomen: Hella hatte vergessen, wann sie Geburtstag hat, auch meinen wusste sie nicht. Ich fing an, die Gedächtnislücke auszuloten: Sie wusste nicht, welchen Wochentag wir haben, wie engste Freunde heißen, wo wir wohnen, früher gewohnt hatten. Die Namen ihrer Geschwister und unserer Töchter bekam sie erst durch Einhilfen zusammen.

Wir begannen sofort, die Lücken zu schließen: Einige Informationen behielt sie und konnte sie auch nach einer längeren Zeit wiederholen, andere landeten nur im Kurzzeitgedächtnis und waren nach wenigen Minuten wieder gänzlich vergessen. Ein System - was kommt schnell wieder, was bleibt haften und was nicht - war nicht zu erkennen.

Genaueres Nachfragen ergab, dass das Bildergedächtnis weitgehend funktionierte: Sie konnte sich vorstellen, wie die Wohnung in Deutschland aufgeteilt ist, wie unsere Wohnung in Marbella eingerichtet ist, wie einzelne Möbel aussehen. Allerdings gab es auch hier Aussetzer. So war sie ganz sicher, dass das Dach unseres alten Bauernhauses aus Wellblech bestehe, nicht aus Reth, wie es der Fall ist. Es handelte sich nicht um eine Wortverwechslung: Zur Bestätigung, dass sie wirklich Wellblech meinte, zeichnete sie mit der Hand Wellenlinien in die Luft. Die Frage, wo sie jetzt sei, brachte auch eine Überraschung. Da im TV der Nachbarin gerade eine Show mit Sevillana-Musik lief, war ihre Antwort: „In einer Flamenco-Bar." Dass diese Bar in Marbella und Marbella in Spanien gelegen sei, das bestätigte sie allerdings mit Nachdruck.

Kurz vor sechs kam unsere Therapeutin und übte mit Hella. Ich informierte sie über die Untersuchungen und die Aussagen zur potentiellen Entlassung und bat sie, das alles unserem Hausarzt mitzuteilen, der sich für 18:15 Uhr angekündigt hatte, sie also noch antreffen würde.

Abends erfuhr ich vom ADAC, die Klinik habe grünes Licht für einen Liegend-Transport im ADAC-Flugzeug gegeben, die Vorbereitung des Fluges dauere im Schnitt drei Tage - das wäre Sonnabend. Dann könnte ich einen inzwischen herausgefundenen Flug am Sonntag nehmen. Weniger schön war die Aussage, es sei für Hella nur ein Flug von Klinik zu Klinik möglich, d.h. man könne sie nicht nach Hause bringen. Ich gab als Wunschziel die Rehaklinik in Damp an – es würde ja nur um das Wochenende gehen. Sie könnte dann am Sonnabend dort hingebracht werden, ich würde sie am Montag abholen nach Hause.

Am nächsten Morgen rief ich nochmals beim ADAC an und wurde mit der verantwortlichen Ärztin verbunden. Man dürfe Hella nicht in eine Reha-Klinik bringen, sagte sie mir, sondern nur in ein reguläres Krankenhaus. Das hatte Anja schon beim abendlichen Telefonat als wahrscheinlich geäußert. Ich schlug die Universitätsklinik vor, ersatzweise das XY-Krankenhaus. Die Drei-Tage-Frist könne sie auch nicht bestätigen, sie sei aber bereit, in der Transportabteilung Druck zu machen. Ihrem Wissen nach gebe es bereits einen weiteren Transport-Patienten, so dass der Zeitpunkt nur noch von der Planung in München abhänge.

Gegen 11:00 Uhr rief unser Hausarzt an - er hatte mit Dr. H. hier im Krankenhaus alle wichtigen Dinge besprochen. Dr. H. bestätigte mir am Nachmittag die Verabredungen: Am Freitagvormittag könne Hella entlassen werden - er hätte sie allerdings gerne noch übers Wochenende dabehalten, um einige weitere Untersuchungen und Beobachtungen vorzunehmen, wie er sagte. Unserem Hausarzt war es aber gelungen, alle Begründungen für das Verbleiben in der Klinik zu entkräften; auf jeden Einwand hatte er eine Antwort parat gehabt, so dass der Arzt schließlich kapitulierte und zustimmte. Er werde für Deutschland alle Papiere - auch die Röntgenaufnahmen - zusammenstellen und sie mir mitgeben.

Der Nachmittag verlief erfolgreich. Wir trainierten fleißig und ich las Hella die etwa 80 Seiten Tagebuch vor, die ich seit ihrem Schlaganfall geschrieben hatte. Sie erfuhr auf diese Weise manches, das sie gar nicht mitbekommen oder gleich vergessen hatte. Viele Stellen brachten sie zum Weinen.

Um 17:00 Uhr kam wieder unsere Therapeutin. Hella konnte das rechte Bein schon ein wenig bewegen. Wenn sie den Unterschenkel auf die von mir gebaute Unterlage legte, konnte sie das Bein ein paar Zentimeter anziehen und wieder wegschieben, die Zehen und auch der Fuß konnten aber noch nicht gebeugt und gestreckt werden. Meine Anfrage bei der Krankenhausverwaltung, wann ich Hella denn am nächsten Morgen abholen könne, brachte eine Enttäuschung: Von „morgens" könne nicht die Rede sein, vor 17:00 Uhr seien die Papiere von Arzt und Verwaltung mit Sicherheit nicht fertig.

Zu Hause rief unser Hausarzt aus Kiel an; er habe Positives mitzuteilen. Zwei Reha-Kliniken in Kiel hätten Plätze frei - eine für Tages-Reha, eine für stationäre Behandlung. Man behalte sich die Entscheidung über die Aufnahme allerdings vor, müsse die Patientin erst einmal untersuchen. Wir waren begeistert, wer sich alles um unser Wohlergehen kümmerte.

Unsere beiden Töchter machten beim abendlichen Gespräch und Telefonat kein Hehl aus ihrem Verdacht, unsere Planung für Deutschland sei unrealistisch. Ich sei, so waren sie sicher, unmöglich in der Lage, Hella angemessen zu versorgen, wenn sie nur in eine Tages-Reha gehe und abends und nachts zu Hause sei, und ich meine Arbeit in der Schule als Lehrer und Organisator der Oberstufe zu verrichten habe. Ich solle doch einmal zusammenrechnen, wie viele Stunden ich hier täglich mit Übungen verbringe. Selbst wenn ich diese Zeiten verringere: Zu Hause kämen noch der ganze Haushalt und die Einkäufe und das Essenmachen dazu, außerdem müsste ich Hella waschen und duschen, sie täglich, womöglich zweimal, in die Reha fahren und auch wieder abholen, das sei nie und nimmer durchzuhalten. Ich protestierte; ich kannte Hellas dringenden Wunsch, nach Hause zu kommen, und war bereit, ein hohes Maß von Belastung auf mich zu nehmen, zumal ich, wie unser Hausarzt, davon ausging, dass unser Zusammensein sehr heilsame Auswirkungen auf Hellas Gemüts- und Gesundheitszustand haben würde.
Abends war Hella guter Dinge. Ich erklärte die Planung für die Heimreise. Sie war einverstanden, auch wenn sie zwei Tage in einer Klinik in Kiel zubringen müsse – wie es nach dem Stand der Planungen aussah.

Am Freitag besorgte ich von M. den BMW, um Hella bequem fahren zu können - aber es sollte wieder alles anders kommen. Gegen zwölf Uhr meldete sich der ADAC. Ich dürfe Hella hier in Spanien nicht nach Hause holen, sie müsse mit einem Krankenwagen direkt von der Klinik zum Flugzeug gebracht werden. Ich war enttäuscht und böse, ließ mich mit der Ärztin verbinden. Sie gab mir keine Chance, sagte sofort, man könne kein Risiko eingehen und fügte gleich hinzu: „Sparen Sie sich alle Mühe, auch bei größter Überredungskunst wird es Ihnen nicht gelingen, mich umzustimmen." Hella war ebenfalls sehr verbittert über diese neue Entwicklung, trug sie aber mit Fassung.

Dr. H. zeigte mir die Papiere, die ich für die Klinik in Kiel mitnehmen sollte, wollte auch noch für Kopien der Röntgenaufnahmen sorgen, war sehr hilfsbereit. Um zehn Uhr am Sonnabend sollte Hella dann mit einem Krankenwagen zum Flugplatz in Málaga gebracht werden. Wir trainierten wieder fleißig und erfolgreich - im Arm gab es allerdings keinerlei Reaktionen.

Ich erledigte unten in der Verwaltung die finanzielle Seite der Angelegenheit - was sich als ausgesprochen einfach herausstellte. Das Umständlichste war der 'Titel' des Papieres, das ich ausgefüllt abgeben musste: „Europäische Gemeinschaften; Verordnungen über soziale Sicherheit EWR - Bescheinigung über den Sachleistungsanspruch während eines Aufenthaltes in einem Mitgliedstaat". Dann beantwortete ich noch einige technische Fragen - und alles war in Ordnung: Hellas Kasse, die DAK, regelte offensichtlich alles Notwendige.

(Davon waren wir jedenfalls überzeugt – und man hatte uns in dieser Überzeugung gelassen. Umso größer war die Überraschung, als ich nach einem Jahr bei einem weiteren Spanienaufenthalt in das Archiv für die Röntgenaufnahmen ging: Der Neurologe in Kiel, der Hella betreute, hatte um die frühesten Aufnahmen gebeten, um überprüfen zu können, ob es inzwischen Veränderungen an der Infarkt-Stelle gegeben habe. Man hatte mir die Aufnahmen herausgesucht, mich dann aber in die Verwaltung geschickt, ich hätte da etwas zu klären. In der Verwaltung hatte die recht junge Dame einen Akten-Vermerk vor sich, aus dem hervorging, die damalige Rechnung für Hellas Krankenhaus-Aufenthalt sei nicht bezahlt worden. Ich war erstaunt und sagte ihr, ich hätte doch seinerzeit das Formular „EWR…" hier unten ausgefüllt und abgegeben. „Oh", sagte sie, „si Usted…wenn Sie das getan haben, dann ist ja alles in Ordnung", klappte den Aktendeckel zu, legte ihn beiseite und wünschte mir eine gute Reise. Ich wurde den Verdacht nicht los, dass sie das Problem spanisch gelöst hatte: Die Akte würde die nächsten Jahre oder gar in alle Ewigkeit unberührt im Aktenschrank zubringen - und sie ersparte sich die Arbeit, nun nachzuforschen, was aus dem ausgefüllten Papier der Europäischen Gemeinschaft geworden war und warum keine Gelder aus Deutschland an die Klinik geflossen sind – oder wenn doch, warum dann der Fehl-Vermerk auf ihrem Schreibtisch aufgetaucht sei.)

Am Sonnabend waren Katja und ich um 9:20 Uhr in der Klinik. Die erste Überraschung war: Nur eine Person dürfe hinauf, es sei ja vor 13.00 und ein Besuch um diese Zeit sowieso eine Ausnahme. Mein Hinweis, es gehe um die Vorbereitung des Transportes nach Deutschland, änderte nichts.
Ich traf Hella im Stuhl sitzend beim Frühstück an. Sie trug bereits einen Pullover, die Jeans lagen aber noch auf dem Bett. Die zweite Überraschung: Die Papiere waren nicht da, ich solle bei den Krankenschwestern Druck machen. Hella weinte. Die

Dienst tuende Krankenschwester war nicht auffindbar, die Hilfskraft wusste nichts von Entlassungspapieren. Ich ging nach unten in die Verwaltung und Katja ging hoch zu Hella.

Nach drei Minuten war sie wieder unten. Überraschung drei: Hella hatte sich den Katheter herausgezogen und war nicht bereit, sich einen neuen legen zu lassen. Die Krankenschwester war verzweifelt. Der Katheter sei unbedingt notwendig, denn Hella könne den Urin noch nicht lange genug halten und auf dem Transport, im Flugzeug, gebe es dann Probleme.

Ich ging nach oben: Hella schimpfte und protestierte - war dann aber doch relativ schnell zu überzeugen und ließ sich den Katheter legen, versteckte den Schlauch und den Beutel unter dem weiten Pullover. Im Flur vor dem Krankenzimmer erhielten wir dann endlich die Papiere mit zwei Tagesportionen an Tabletten.

Um 9:45 Uhr stand der Rollstuhl für Hella vor der Tür. Hella weinte: „Ich bin froh, dass ich jetzt hier raus bin."
Um 9:50 Uhr klingelte das Telefon am Schwesternpult auf dem Flur: Der Krankenwagen stehe nun bereit. Nein, es gehe noch nicht los, man müsse auf den begleitenden Arzt warten, bremste man uns aus.
Um 9:55 Uhr klingelte wieder das Telefon, der Arzt sei jetzt unten.
Er solle hochkommen, wurde ihm gesagt.
Er kam nicht.
Wir warteten.
Es zog sich hin.
Um zehn nach zehn entschlossen sich die Schwestern, auf eigene Faust aufzubrechen. Zwei starke Damen setzten Hella in den Rollstuhl, wir verabschiedeten uns bei Rosa, der Mitpatientin in Zimmer 1102, dankten dem Stationspersonal und dann ging es im Fahrstuhl nach unten.
Draußen in der Sonne standen sie aufgereiht: Lena, Mona, Katja, Norbert. Hella weinte.
Sie wurde von allen geküsst und dann auf der Trage in den Krankenwagen geschoben. „Halt die Ohren steif!" gaben wir ihr mit auf den Weg.

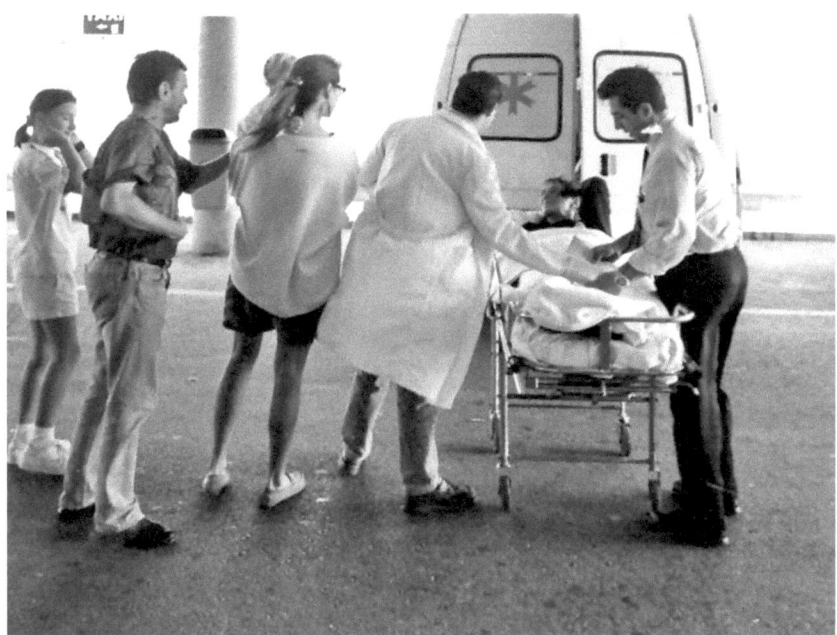

Transport zum Flughafen: Lena, Norbert, Katja/ Mona, Arzt, Hella, Fahrer

Damit war der erste Teil des Dramas SCHLAGANFALL abgeschlossen - wobei es hier allerdings im Gegensatz zum Aufbau des klassischen Dramas gleich am Anfang - ohne jede Einführung - die Katastrophe gegeben hatte.

Im Gegensatz zu vielen Befürchtungen und Gerüchten, die in Deutschland über die ärztliche Versorgung in Spanien umgehen, hatten wir es mit „unserer" Klinik gut getroffen: Die allgemeinen Bedingungen waren hervorragend gewesen, die Freundlichkeit des Personals, das Essen etc. Die Ausrüstung mit technischem Gerät war auf dem neuesten Stand, alle notwendigen Untersuchungen neurologischer und internistischer Art waren durchgeführt und dokumentiert worden. Allerdings hatte es kaum spezielle Aktivitäten für die Schlaganfallpatientin gegeben, auch in Sachen schneller Therapiebeginn war nichts geschehen. Zu beidem - so hat man uns dann in Deutschland versichert - sei aber auch eine normale deutsche Klinik nicht in der Lage.

Ich zog Bilanz:
Ich war insgesamt 22-mal in der Klinik gewesen und hatte dort 54 Stunden an Hellas Bett verbracht. Von diesen 54 Stunden hatten wir mindestens ein Drittel gearbeitet, geübt, trainiert - ein Teil davon war Krankengymnastik, ein Teil das, was später die Logopädin machte. Das Krankenhaus selbst hatte knappe 15 Minuten Gymnastik organisiert, über unseren Hausarzt hatte es viermal 30 Minuten gegeben. Das bedeutet, dass wir in Eigenleistung das Zehnfache an Übungszeit eingebracht hatten. Unser Glück im Unglück war es, dass es uns in der Ferienzeit traf, ich somit den ganzen Tag Zeit hatte.

## 3. Verlegt

Der Krankenwagenfahrer zeigte mir seinen Transport-Auftragszettel: Lufthansa? ADAC? Er hatte keine Ahnung, wohin er fahren solle, ob ich denn im Wagen mitkomme oder das eigene Auto benutze?

Ich erklärte ihm, dass man mir gesagt habe, ich dürfe nicht mit...und sah dann die Möglichkeit, Hella doch zum Flugplatz Málaga zu begleiten. Ich informierte den Fahrer, dass ich sofort hinterherkomme, Hella auch noch zu informieren, blieb keine Zeit. Wir waren eh schon mindestens eine Viertelstunde zu spät dran.

Der Fahrer fuhr los, ich lief zu meinem geliehenen BMW und hatte nach wenigen Minuten den Krankenwagen auf der Straße vor mir. Ich fuhr neben ihn und signalisierte, dass ich ihn nun begleite / verfolge. Am Flughafen stellten wir uns bei der ganz normalen Abfertigung in die Reihe der Taxis. Der Fahrer öffnete die Seitentür des Wagens und ging, mit seinem Auftragspapier in der Hand, in die Abfertigungshalle. Der Arzt saß auf dem Begleitersitz. Ich ging an die offene Tür des Krankenwagens, Hella starrte an die Decke.

„Hallo Mausezahn!" „Was machst du denn hier?" „Ich bin Euch mit dem BMW nachgefahren." „Und warum bist du uns nachgefahren?" „Ich dachte, es würde dir Freude machen." Sie strahlte. Der Fahrer kam wieder heraus und wusste nun, er müsse zur Spezialabfertigung CARGO, zum alten Flughafenteil.

Wir fuhren dort hin, ich informierte Hella: „Wir sind jetzt an der Stelle, von wo aus wir seinerzeit den Hubschrauberrundflug gemacht haben. Hier soll der ADAC-Jet stehen." Er stand nicht. Grundsätzlich, so sagte der Fahrer, seien wir bei „Cargo" schon richtig, aber der Flieger stehe im nördlichen Bereich, auf der anderen Seite des neuen Flughafengebäudes. Also fuhren wir die Strecke wieder zurück, fuhren an der neuen Halle vorbei und bogen zum Rollfeld ein. Der Pförtner vorn an der Schranke bestätigte, dass hier das gesuchte Flugzeug stehe, ich allerdings dürfe weder mit dem Auto noch zu Fuß aufs Flughafen-Gelände. Die Zeit drängte inzwischen sehr. Das „Halt-die-Ohren-steif" wurde wiederholt, dann war Hella weg - allein auf dem Weg nach Deutschland.

Dass sie nach Kiel gebracht werden würde, war sicher - in welches Krankenhaus allerdings, das konnte der ADAC uns nicht sagen. Dazu müsse man vor Ort telefonieren und schauen, wer bereit sei, die Patientin aus Spanien aufzunehmen.

Ich fuhr nach Hause. Katja und Familie waren auf einer Bergtour, ich hatte reichlich Zeit zum Organisieren, Telefonieren, Schreiben, Nachdenken. Was würde uns die Zukunft bringen? Wie schnell würde Hella sich erholen, würde sie sich bald an alles erinnern können, wieder normal reden können, das Laufen vollständig beherrschen, den Arm wieder bewegen können? Würden wir - und wann? - wieder ein Leben führen können wie vor dem Tag X, oder würde Hella eine Invalidin bleiben, nicht mehr arbeiten können, nicht mehr am Sport teilnehmen können? Hatte der Schlaganfall sie nur vorübergehend aus dem Gleichgewicht gebracht oder gänzlich aus der Bahn geworfen? Sollte das Letztgedachte eintreffen, wie weit wäre auch ich betroffen? Würden die Töchter Recht behalten, dass ich der Doppelbelastung in Kiel auf Dauer nicht standhalten könnte? Da ich ohne Wenn und Aber beschlossen hatte, die Folgen des Schlaganfalls neben und mit Hella durchzustehen, wie weit könnte *ich* in *meinen* eingefahrenen Bahnen bleiben? Antworten gab es keine. Ich beschloss, mir meinen Optimismus zu bewahren, mich aber auf eine lange Zeit der Rekonvaleszenz einzurichten; ein Jahr, so dachte ich, müsste man sich wohl mit Geduld wappnen...

Am Nachmittag rief unsere Freundin A. aus Kiel an. Sie hatte alle Kliniken durchtelefoniert: Eine Hella Klein sei nirgendwo aufgenommen worden. Wenig später meldete sich unser Kieler Hausarzt mit derselben Information. Er gab mir seine Autotelefonnummer und bat um einen Anruf, wenn ich informiert sei. Er wolle dann gleich am Sonntag zu einem Besuch in die Klinik fahren und sich ein Bild machen. (Wer sich über den ungewöhnlich intensiven Einsatz unseres Kieler Hausarztes wundert, dem sei zur Erklärung gesagt, dass er vor Jahren bei mir sein Abitur abgelegt hatte.)

Wir gingen abends in ein Restaurant direkt am Strand essen – dort konnten die Kinder draußen in den Essenspausen spielen. Es war ein Abschiedsessen: Katja und die beiden Kinder würden den Rest des Urlaubs allein in unserer Wohnung verbringen, Norbert würde morgen früh nach Deutschland fliegen, ich am Abend.

Um halb zehn rief A. wieder an, Hella liege im XY-Krankenhaus, sie werde sie morgen gleich besuchen. Ich informierte umgehend unseren Hausarzt. Dann erreichte ich unsere Tochter Anja, die inzwischen nach Kiel gefahren und mit einem Schlüssel, bei unserer Nachbarin deponiert, in unsere Wohnung gelangt war. Natürlich wollte sie Hella gleich am Sonntag besuchen. Nun würde Hella also am ersten Tag bereits drei überraschende Besuche erhalten.

Gegen Mitternacht klingelte das Telefon noch einmal. Das Krankenhaus in Kiel meldete sich, die Stimme einer offensichtlich ganz jungen Ärztin. „Ihre Frau liegt bei uns in der Abteilung 3/2. Wir hatten bisher noch nicht Zeit, Sie anzurufen, es gab ziemlich viel Stress." Ich dankte.

Am Sonntag erledigte ich die letzten notwendigen Telefonate, nahm tausend gute Wünsche für Hella entgegen und dann mit nach Deutschland. Freund B. machte mir die erfreuliche Mitteilung, er und seine Frau K. flögen mit einer anderen Gesellschaft eine Stunde nach mir nach Hamburg, seine Tochter hole sie dort ab, sie könnten mich nach Kiel mitnehmen. Ich packte alle notwendigen Sachen in *einen* Koffer, damit ich die andere Hand frei hatte für den Transport unserer kleinen Katze.

Meine Glückssträhne hielt an: Im Flughafen – Katja hatte mich hingebracht – traf ich zufällig auf den Málaga-Manager der TUI, einen guten Bekannten aus der Deutschen Schule. Ich erzählte von unserem Unglück und auch von der nun verfallenden Hella-Flugkarte. Er verschwand und kam mit einem Mann wieder, der nach Hamburg wollte: Wir tauschten Flugticket gegen 20.000 Peseten, also etwa 250 DM. Damals musste man beim Einchecken noch nicht seine Ausweispapiere vorzeigen, er konnte also Hellas Ticket problemlos verwenden.

Der Flug wurde recht interessant, weil wir über weite Strecken den berühmten Kometen *Hale Bopp* beobachten konnten, über den damals alle Welt redete.
In der Halle in Hamburg traf ich K. und B., die noch auf ihre Koffer warteten.
Gegen halb eins setzten sie mich vor unserer hell erleuchteten Wohnung in Kiel ab.
*
Anja empfing mich mit einem Sekt und ein paar liebevoll belegten Broten – dann brach sie in Tränen aus und berichtete. Sie hatte morgens im Krankenhaus angeru-

fen und erfahren, dass ihre Mutter heil ankommen sei und in der Abteilung 3/2 liege. Sie packte daraufhin frische Kleidung ein und fuhr zum Krankenhaus. Durch zahlreiche Gänge irrend (es handelt sich um einen Bau aus der 19. Jahrhundert), gelangte sie schließlich in die richtige Abteilung und in Hellas Zimmer, das diese mit drei alten Damen teilte.

Hella lächelte sie erst etwas schief an, so erzählte sie, lag klein, hilflos, verloren und blass in dem großen Bett - dann weinte sie nur noch. Sie versuchte immer wieder zu reden, konnte aber die richtigen Worte nicht finden. Anja beruhigte sie, selbst weinend, sie solle mit dem Reden warten...Nach einigen Minuten waren sie beide zu einer Unterhaltung in der Lage. Anja versuchte herauszufinden, wie Hella von Marbella nach Kiel gelangt war. Deren Aussagen widersprachen sich aber so sehr, dass sie bis zuletzt nicht wusste, wie sie hierhergekommen war.

Sie roch schlimm, sagte Anja, der Flug, die Angst, der Stress hatten sie ins Schwitzen gebracht und keiner hatte sie bisher gewaschen. Wäre Hella sich dieser Tatsache bewusst geworden, da war sich Anja sicher, wäre sie wohl vor Scham im Boden versunken. Sie habe ihre Mutter nie nach Schweiß riechend oder mit sonst welchen Anzeichen von Ungepflegtheit erlebt, betonte sie. Sie holte sich bei der Krankenschwester Waschlappen und Handtuch und sorgte dafür, dass sich Hella wieder frisch und wohl fühlte – in der Ecke gab es hinter einem Paravent ein Waschbecken.

---

**13**

Das **Absetzen der Hormontabletten** sofort nach dem Schlaganfall hatte eine starke Veränderung des Hormonhaushaltes bewirkt. Das hatte neben dem Wieder-Einsetzen der unterdrückten Regelblutung u.a. zu einer starken Zunahme des Schwitzens (vor allem in der Nacht) geführt und zu einer völligen Veränderung und Intensivierung des Körper- und Schweißgeruches. Hella litt sehr darunter.
Dieses Phänomen verschwand erst nach gut einem Jahr vollständig.

---

Nach der Waschaktion, so berichtete Anja, war sie sichtlich erschöpft und wollte schlafen. „Ich sollte sie allein lassen. Ich riss mich zusammen, umarmte sie freundlich und verabschiedete mich. Den Flur hindurch schaffte ich es, im Treppenhaus war es dann vorbei: Ich setzte mich auf einen Stuhl und heulte hemmungslos - mochten die vorbeikommenden Leute denken, was sie wollten! Ich war traurig, hilflos, verzweifelt, schockiert, wütend: Warum hatte es gerade Hella treffen müssen?"

Am Nachmittag fuhr sie wieder zu ihr und mani- und pediküre ihr unter den freundlichen Blicken der alten Damen und der Schwestern die Nägel. Zum Abendessen schmierte sie ihr die aus der Küche gelieferten Brote und sie konnten gemeinsam über kleine Scherze und Albernheiten lachen. Nach der Versorgung mit Creme und Parfüm war Hella wieder so müde, dass sie keinen zusammenhängenden Satz mehr sprechen konnte und nur noch weinte.

Anja schluchzte nach diesem Bericht auch wieder still vor sich hin. Ich tröstete sie – hätten nicht eigentlich Hella und ich Trost gebraucht? Dann sagte ich ihr - ein burschikoser Ton war zwischen uns beiden üblich – ich bräuchte tatkräftige Hilfe und Unterstützung - keine Heulsuse.
Wir debattierten bis halb vier morgens - sehr kontrovers. Sie war der Ansicht, die Kieler Klinik werde Hella gar nicht gleich entlassen wollen, und außerdem sei es – so wiederholte sie nachdrücklich - für mich neben der Schularbeit gänzlich unmöglich,

Hella im Hause zu versorgen. Ich blieb bei meiner Haltung, das einfach hinbekommen zu müssen, da es für Hella von so großer Bedeutung sei. Wir bekamen fast Streit.

Am Montag waren wir beide morgens um 9:00 Uhr in der Klinik. Hella freute sich, begrüßte uns mit kleinem Lächeln, sah aber sehr erschöpft aus. Die junge Stationsärztin teilte mir mit, sie sehe keine Einwände gegen eine schnelle Entlassung, schließlich sei meine Frau ja nur wegen der ADAC-Formalien hier eingeliefert worden. Da sie allerdings erst 14 Tage in dieser Abteilung Dienst tue, müsse sie natürlich mit dem Kollegen S. sprechen, er sei der verantwortliche Arzt.

Hella lag in einem der Zimmer, die seit der Jahrhundertwende kaum eine Änderung erfahren haben. Die Einrichtung passte bruchlos dazu. Hinter einer spanischen Wand aus grünem Plastik waren die zwei Waschbecken installiert, Gemeinschaftstoilette und Bad gab es weit hinten auf dem Flur – bei Hotels pflegen wir von „indischen Häusern" zu sprechen: Toiletten am Ende des Ganges.

Die Verlegung aus Spanien hatte Hella offensichtlich nicht gutgetan. Sie sprach schlechter als vor Tagen, sie wirkte müde und wenig optimistisch. Sie hatte nur einen Wunsch: möglichst schnell nach Hause entlassen zu werden. Ich fragte sie, wie denn der Flug verlaufen sei. Sie konnte sich daran erinnern, dass ein zweiter, männlicher Patient im Flugzeug gewesen war, der Schläuche in der Nase hatte. Er habe ihr gesagt, woran er leide, das allerdings habe sie nun vergessen. Außer den beiden Piloten, deren Aktivitäten sie während des ganzen Fluges hatte verfolgen können, waren zwei Begleitärzte im Flugzeug gewesen, eine Frau und ein Mann. Sie saßen hinter den Patienten und unterhielten sich. Das Flugzeug landete zuerst in Hamburg, wo der Mann mit seiner Trage ausgeladen wurde. Dann ging es weiter nach Kiel, von dem Flughafen dort wurde sie mit dem Krankenwagen in die Klinik gebracht. Das alles erfuhren wir aber erst durch mehrfaches Fragen, Nachbohren, Hilfsangeboten an Antwort-Alternativen.

Am späten Vormittag fand ich - unterwegs zu notwendigen Besorgungen - in der Universitätsbuchhandlung an der Ecke ein medizinisches Fach-Buch über Gehirnverletzungen. Ich las das Kapitel über Schlaganfälle an Ort und Stelle durch und lernte trotz des Mediziner-Chinesisch eine Fülle von Neuem über die Klassifizierung der Schlaganfälle nach Art und Schwere, über Gründe, Risikofaktoren, Untersuchungs-Methoden, neueste Behandlungsansätze und deren Risiken etc. Mit großer Erleichterung stellte ich fest, dass unsere spanische Klinik alles getan hatte, was dem Stand der Wissenschaft entsprach – dass sie keine der hier als in Erprobung befindlich beschriebenen Versuche unternommen hatte, bewertete ich nun positiv: Das wäre nach dem, was ich hier über den Forschungs- und Erprobungsstand in dieser Angelegenheit las, höchst risikoreich gewesen.

Da eine "Lyse" nicht in Frage gekommen - oder besser: gar nicht in den Bereich des Denkbaren geraten war - fiel auch der Rest der schlimmen Angst in sich zusammen, die ich die ganze Zeit (trotz der anderslautenden Informationen unseres Hausarztes in Spanien) im Hinterkopf bewahrt hatte: Wir hatten also wegen der Transportprobleme in Spanien und der damit verbundenen Verzögerung bei der Einlieferung ins Krankenhaus definitiv keine Chancen verpasst.

# 14

## Neue Behandlungsmethoden

**Die Trombolyse,** meistens einfach „Lyse" genannt

Bei dieser Methode wird der Thrombus, der die Ader im Gehirn verschließt, was bei etwa 80% der Schlaganfälle geschieht und den „klassischen" Infarkt ausmacht (s. Kasten 7), mit einem Medikament aufgelöst, so dass das Blut wieder ungehindert fließen kann.

* 1997, als Hella den Schlaganfall bekam, experimentierte man erst kurze Zeit mit dieser Vorgehensweise. Man probierte verschiedene Präparate aus, zT auch Schlangengift. Es gab zwei gravierende Probleme: Der Einsatz des Medikamentes musste möglichst schnell nach dem Schlaganfall erfolgen und die Gefahr, dass nicht nur der Thrombus aufgelöst wurde, sondern auch die Aderwand geschädigt wurde, was dann zu einen Gehirnblutung führte, war sehr groß.

* Inzwischen hat man beide Probleme weitgehend im Griff. Man verwendet heute die Enzyme Streptokinase, Urokinase oder die gentechnisch hergestellten Aktivatoren Alteplaste, Reteplaste, Tenekteplase. Das sogenannte Zeitfenster, in dem man die Lyse durchführen kann, ist bis zu 4,5 Stunden offen. Danach hat sich das Gerinnsel, der Thrombus, so verfestigt, dass eine Auflösung unmöglich ist. Es gilt allerdings als optimal, wenn man innerhalb von 30 Minuten mit der Behandlung beginnen kann. Im Schnitt ist ein Patient aber erst nach etwa 60 Minuten in der Klinik.

* Voraussetzung für eine Lyse ist, dass man durch eine Untersuchung mit Computertomografie oder Kernspintomografie ausschließen kann, dass der Infarkt eine Gehirnblutung ist. Dann würde eine Lyse den Schaden vergrößern. Diese Voraussetzungen sind in den Stroke Units vorhanden.

* Man kann das Auflöse-Medikament entweder intravenös spritzen oder mit einem Katheter an den Thrombus heranführen und direkt vor Ort ins Gehirn injizieren.

* Als förderlich gilt, wenn bereits der Notarzt Acetylsalicylsäure (z.B. in Form von Aspirin) und Heparin verabreicht hat, die das Vergrößern des Blutgerinnsels begrenzen.

* An den Eingangswegen der Arterien zum Gehirn kann die Lyse nur in 10 bis 30 Prozent der Fälle den Thrombus auflösen. Auch bei sehr großen Blutklumpen ist sie wirkungslos.

* Genaue Zahlen über den Einsatz der Lyse liegen nicht vor. Die Deutsche Schlaganfall-Hilfe schätzte ihre Zahl 2011 auf unter 6%, 2015 auf etwa 10%.

**Die Katheter-Therapie, das Stent-Retriever-System, die Stent-Thrombektomie – es** hat sich noch kein Fachbegriff allgemein durchgesetzt.

Weil die Möglichkeiten der Lyse so eingeschränkt sind, haben Mediziner schon seit Ende der 90er-Jahre versucht, zu diesen Gerinnseln mit Kathetern zu gelangen, um die Blutklumpen absaugen. Sie verwendeten dazu Mikrowerkzeuge, um das Gerinnsel zu fixieren und herauszuziehen. Nach vielen Misserfolgen gab es dann zu Beginn des Jahres 2015 den Durchbruch. Von einer Revolution, von einer historischen Wende in der Schlaganfall-Therapie sprechen sogar kritische Mediziner. Zu verdanken ist der plötzliche Durchbruch einer kleinen technischen Änderung: einem anderen Instrument an der Katheterspitze. Ein Drahtgitter-Körbchen fängt das Gerinnsel ein und zieht es aus dem Körper.

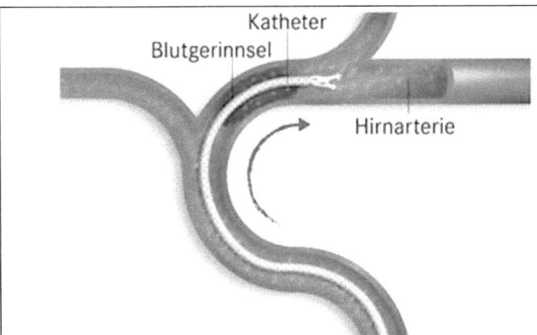

1. Platzierung Erst durchdringt ein Führungskatheter, von der Leiste bis ins Gehirn vorgeschoben, das Gerinnsel. Er dient als Schiene für den Mikrokatheter, über den das Drahtkörbchen an den „Tatort" gelangt.

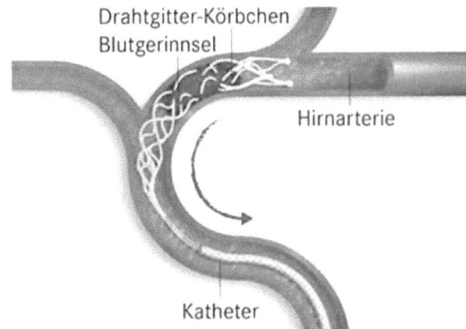

2. Entfaltung Beim Rückzug des Katheters entfaltet sich das Körbchen, die Drähte dringen ins Gerinnsel ein und halten es fest.

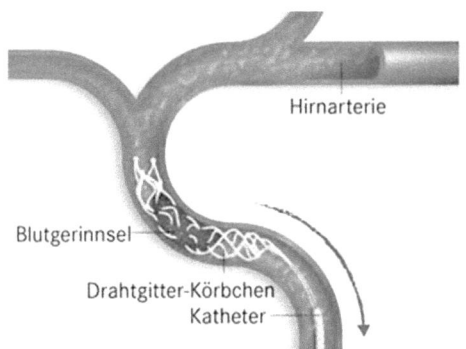

3. Rückzug Unterstützt durch leichten Unterdruck, zieht der Arzt den Katheter mit dem Blutgerinnsel im Drahtkörbchen aus dem Körper.
(nach Reinhard Door, Apotheken-Umschau vom 23.05. 2016)

* In großen neurologischen Kliniken wird die Stent-Thrombektomie seit einigen Jahren durchgeführt. Es muss aber noch eine umfangreiche Diskussion darüber stattfinden, wann und wie die Stent-Thrombektomie als Standardverfahren zur Behandlung des Schlaganfalls in Deutschland eingeführt werden soll.
* Eine normale Stroke Unit reicht für diese Art der Behandlung nicht. Stattdessen braucht man *neurovaskuläre* (die Nerven und die Blutgefäße betreffende) Zentren und die Zusammenarbeit mit einer Neuroradiologie mit Spezialisten, mit Apparaten zu hochdifferenzierender Bildgebung, einer neurologischen Intensivstation und einer Neurochirurgie.
* Fazit: Von einem Schlaganfall Betroffene können also zurzeit und auch in nächster Zukunft noch nicht damit rechnen, dass ihnen mit dieser Methode geholfen wird

Mittags kam unser Mediziner-Freund S. zu mir in die Wohnung. Er war bei Hella in der Klinik gewesen, hatte ausgiebig mit dem verantwortlichen Arzt gesprochen, war dann zu unserem Hausarzt gefahren, hatte dort unsere Tochter Anja angetroffen, die gerade die Verschreibung für einen Rollstuhl abholte, und gemeinsam hatten sie den Fall Hella und das Problem der Weiterbehandlung diskutiert. Alle waren sich, nachdem sie Hella gesehen bzw. untersucht hatten, einig, dass ein Nach-Hause-Holen nicht in Frage komme. Der Fall sei ernster und schwieriger, als man zuerst angenommen habe. Eine stationäre AHB (Anschlussheilbehandlung) von vier bis sechs Wochen sei unumgänglich, danach werde man weitersehen...Ich war enttäuscht und versuchte zu protestieren, akzeptierte dann aber die höhere Weisheit der Fachleute. Wir überlegten und planten weiter und kamen auf die Idee, dass – wenn Hella schon nicht zu mir nach Hause könne – ich vielleicht mit ihr die vier Wochen zusammen in der Reha-Klinik verbringen könnte. Die Ärzte erklärten sich sofort bereit, das dazu Notwendige zu veranlassen. Meine Gesundheit sei nach der Arbeit und Aufregung in Spanien sicher so angegriffen, vermutete mein Hausarzt, dass auch mir ein Klinikaufenthalt gut täte.

Beim Nachmittagsbesuch in der Klinik nahm Hella die neuen Informationen über die Notwendigkeit einer AHB relativ gelassen auf, zumal wir ihr gleich mitteilten, dass ich sie wohl würde begleiten können. Anja kam auf die gute Idee, Hella bei dem schönen Wetter auszufahren, und wir setzten sie in einen der großen Rollstühle, die auch aus der Zeit der Jahrhundertwende zu stammen schienen, und fuhren mit ihr eine Stunde durch den nahen Park - sie genoss das sehr. Um 17:00 Uhr (!) gab es Abendessen - zwei Scheiben Brot mit Käse und Wurst. Welch ein Unterschied zu dem Abendmenu um 21:00 Uhr in der Klinik in Marbella!

Mit Dr. S. führte ich während dieses Nachmittag-Besuches ein Gespräch. Er nahm sich sehr viel Zeit, mich aufzuklären über die Klassifizierung der Schlaganfälle nach Art und Schwere, über die Gründe, Untersuchungsmethoden, neueste Behandlungsansätze... Er konnte nicht wissen, dass ich zufällig dasselbe Fachbuch gelesen hatte, mit dem er sich offensichtlich auf dieses Gespräch vorbereitet hatte. Er bestätigte, dass die Spanier „legis arte", also professionell, gearbeitet hätten (er habe die Berichte wegen der weitgehend gemeinsamen Fachsprache gut verstehen können), man müsse allerdings unbedingt noch einige Untersuchungen machen, bzw. wiederholen, da man in Spanien keine Hinweise auf die Entstehung von Blutgerinnseln in der Halsschlagader oder im Herzen gefunden habe und man daher immer noch nichts über die Entstehung des Infarkts wisse. Dieses Wissen sei aber sehr wünschenswert, weil es die Chance zur Verhinderung einer Wiederholung steigere. Er betonte die Schwere des Infarktes, man könne unmöglich sagen, wann wie was wieweit wieder gut werde, man müsse damit rechnen... – das alles hatte ich auch schon in Spanien gehört. Seine Ausführungen waren gar nicht tröstlich und hoben meine Stimmung nicht, die wegen der zu erwartenden vier bis sechs Wochen Reha eh' schlecht war.

Der Abend verging mit Telefonaten - mit besorgten Verwandten und Freunden in Deutschland und in Spanien - und mit der Vorplanung des Reha-Aufenthaltes. Freund S. war dabei mit seinen Beziehungen zu einer Reha-Klinik in Damp sehr hilfreich und konnte nun organisieren: Hella könne sofort in einer neugegründeten Neuro-Früh-Reha aufgenommen werden. Und da mein Allgemeinzustand durch die Aufregungen um Hella sehr angegriffen sei, brauche ich Erholung, müsse krankgeschrieben werden und könne dann als Auch-Patient meine Frau begleiten. Ich würde nach einigen Tagen, die Hella allein in der Neuro-Abteilung verbringen müsse, mit in ihrem Zimmer wohnen können, müsse allerdings die 59,- DM Tagessatz selbst bezahlen.

Am nächsten Morgen - es war Dienstag, 8.4,Tag 13 nach X - rief ich in der Reha-Klinik an und machte alles fest, wir besorgten außerdem den Rollstuhl - mit einem poppigen Sitzkissen - und nahmen ihn dann nachmittags mit ins Kieler Krankenhaus. Er bewährte sich beim zweiten Ausfahren sehr gut, war viel leichter zu handhaben als das Vorkriegsmodell der Klinik. Hella war glücklich über die Planung; den kleinen Wermutstropfen, sie sei ein paar Tage allein in der Neuro, schluckte sie tapfer. Am Mittwoch stellte es sich dann bei einem weiteren Telefonat heraus, dass ich von Anfang an im selben Zimmer sein konnte. Ich rief in der Schule an und erklärte der Schulleitung, dass ich erst einmal ausfalle, wohl für einen ganzen Monat. Sie stöhnten zwar, erklärten dann aber, dass die Lücke, die mein Fehlen reiße, sicher zu füllen sei: Niemand ist unersetzlich.

Man wiederholte am Mittwoch die Untersuchungen der Halsschlagadern und des Herzens, kam aber zu keinen neuen Einsichten. Dr. S. zeigte sich in einem neuerlichen Gespräch erstaunt, dass man ihn bereits aus der Reha-Klinik angerufen hatte, da habe ja wohl jemand intensiv geplant und organisiert. Er erklärte sich in diesem Telefonat mit einer Verlegung am Donnerstag einverstanden.

Die vier Tage im Kieler Krankenhaus verliefen ruhig, ohne Probleme und ohne neue Entwicklungen. Zu dem Haus und dem Personal, mit dem wir zu tun hatten, können wir nur wenig Positives sagen. Die Ausrüstung war mindestens altmodisch, das Essen war spartanisch, die Zeiten des Weckens, der Essensausgabe etc. waren den Bedürfnissen der Organisation angepasst, nicht etwa den Patientenwünschen. Dr. S. war fachlich offenbar kompetent (soweit man das als Laie beurteilen kann), tat sich aber sehr schwer damit, einzugestehen, dass es auch in Spanien Ärzte gab und gibt, die eine fundierte Ausbildung hinter sich haben. Und von den Schwestern muss man sagen, dass sie sich nicht gerade nach der Arbeit drängten. Die Körperpflege überließen sie ganz unserer Tochter, die sich als Arzthelferin damit allerdings auch perfekt auskannte – als wir wirklich einmal die Hilfe einer Schwester brauchten, fand ich sie zu viert in einem weit entfernten Zimmer vereint bei gemeinsamem Rauchen. Als ich meine Bitte vortrug, schaute eine zur anderen, die zur dritten – bis sich dann die vierte herabließ, ihre Zigarette auszudrücken, um mit mir mitzukommen.

Anja erwies sich als Zweckpessimistin - sie malte die Zukunft in schwärzesten Farben und brachte mich dazu, dass wir die Wohnung umräumten. Wir stellten die Betten so, dass Hella vom ihrem Bett aus einen freien Blick in den großen Flur und damit in das Bewegungs-Zentrum der Wohnung hatte. Anja ging fest davon aus, dass wir uns auf eine lange Zeit mit dem Rollstuhl einrichten müssten, und dementsprechend wurden noch weitere Möbel umgestellt, die das Rollstuhlfahren in der Wohnung behindert hätten. Zum Glück war bei einer früheren Renovierung der Wohnung der Dielenfußboden mit Spanplatten bedeckt worden, auf die wir durchgehend Teppichboden gelegt hatten: Der Höhenunterschied der Türschwellen war dadurch fast ganz aufhoben - das Rollstuhlfahren war also problemlos, wie wir uns durch einige Fahrproben überzeugen konnten.

---

**15**

Hinweise zur **Gestaltung der Wohnung zwecks häuslicher Pflege** finden sich in der Broschüre „Wieder zu Hause" (Anleitung zur häuslichen Pflege und Rehabilitation für Patienten mit neurologischen Erkrankungen und deren Angehörige). Die Stiftung Deutsche Schlaganfall-Hilfe hat sie herausgebracht. (Carl-Miele-Str.210, Postfach 104; 33311 Gütersloh, Tel 01805 093093 oder im Internet unter info@schlaganfall-hilfe.de)

---

Am Mittwoch war ich nach den nächtlichen pessimistischen Gesprächen zum ersten Mal niedergeschlagen, schlechtgelaunt und spürte, dass ich einen Magen hatte, der durchaus über sensible Schmerzempfindungen verfügte. Meine Stimmung, die sich im Gesicht ablesen ließ, störte meine Tochter sehr. Das sei nicht in Ordnung, wurde mir deutlich gesagt, ich hätte trotz allem den Kopf oben zu behalten und bei den Mitmenschen Optimismus und Zuversicht zu verbreiten; das gehöre zu meinen Standardpflichten - nicht nur jetzt, sondern auch in den vielen schweren Wochen und Monaten, die noch kommen würden.

Es war tatsächlich möglich: Auf dem kleinen Weg zur Post schaltete ich im Kopf um, sagte mir, es werde schon alles gut werden - und wenn nicht, dann mache eine schlechte Grundstimmung nichts besser, eher nur alles noch schlimmer: Als ich nach Hause kam, konnte ich bereits wieder das gewohnt freundlich-zuversichtliche Gesicht zur Schau tragen.

Am Donnerstag wurde Hella um 10:00 Uhr in den Krankenwagen geschoben und ab ging es in Richtung Ostsee. Ich fuhr mit unserem Pkw hinterher, hatte für uns beide die notwendige Ausrüstung einschließlich warmer und regensicherer Kleidung im Auto.

**Teil II: Rehabilitation
In Damp an der Ostsee**

4. Aufgerichtet

Wir fuhren eine knappe Stunde durch die noch graue Schleswig-Holsteinische Landschaft, dann lag das ehemalige „Ferienparadies" mit seiner sehr einfachen Architek-
tur und seinem Hafen vor uns.

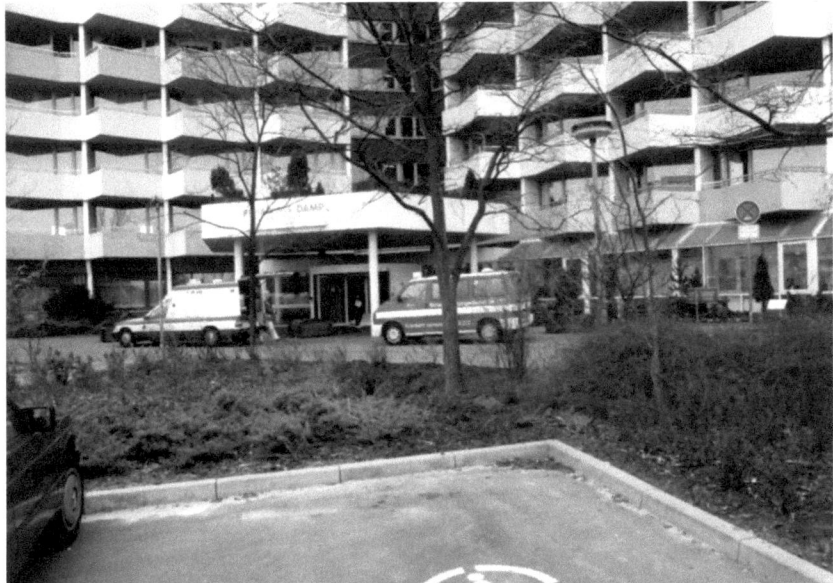

Der Krankenwagen hielt vor einem der Hochhäuser, „Reha-Klinik Damp, Haus P..."
stand über dem Eingang.

Man brachte Hella hinein, ich lud die Koffer auf einen ausgeliehenen Karren, wie
man ihn aus Flughäfen kennt, fragte unten in der Rezeption nach unserem Zimmer
und fuhr dann mit dem Fahrstuhl in den vierten Stock.
Hella hatte man schon ins Bett gebracht, als ich oben ankam.

Unser Zimmer war eines dieser einfach eingerichteten Hotelräume - kein Wunder,
dass sich hier ein Ferien-Hotel-Betrieb nicht lange hatte halten können. Die ehemali-
gen Hotelbetten waren allerdings durch eiserne Krankenhausbetten ersetzt worden -
auch für mich stand eines dieser hässlich-funktionalen Apparate bereit. Schön war,
dass wir einen kleinen Balkon hatten, den wir allerdings nur an wenigen Tagen nut-
zen konnten, da sich die Kälte in diesem Frühjahr sehr zäh hielt. Schön war auch,
dass wir einen freien Blick über die Ostsee hatten, der uns an klaren Tagen die däni-
schen Inseln Aerö und Langeland sehen ließ. Von Gemütlichkeit und Wohlbefinden
konnte hier aber nicht die Rede sein – ob das optimale Bedingungen für eine schnelle Erholung waren?

Während ich unser Auto auf einen großen Parkplatz außerhalb der eigentlichen An-
lange brachte - innerhalb des Schlagbaumes, der die normale Welt vom Reha-
Bereich trennte, wären in den vier Wochen astronomische Parkgeldsummen aufgelaufen - wurde Hella von Schwester S. befragt - Lebensdaten, frühere Krankheiten,
der Schlaganfall, Spanien-Krankenhaus-Aufenthalt, die ganze Anamnese halt. Als
ich dazu kam, ergänzte ich die Antworten, mit denen Hella nicht hatte dienen können.

Wenige Minuten nach Schwester S. kam die Stationsärztin. Sie horchte Hella ab,
prüfte die Reflexe an Arm und Bein und verteilte dann Zeugnisnoten: Der Ober-
schenkel bekam eine 3, die Wade eine 4, der Fuß eine 5, der Arm eine 6. Sie formulierte sehr deutlich, dass sie für den Arm schwarzsehe. Danach begann sie mit der
Befragung: Lebensdaten, frühere Krankheiten, der Schlaganfall...Unser Hinweis, das
habe Schwester S. gerade alles aufgenommen, führte nicht dazu, dass sie sich in
ihrem Informationsbedürfnis unterbrechen ließ.

Nach dem Mittagessen und einem vergeblichen Versuch, einen kleinen Mittagsschlaf
zu halten, machten wir zweimal eine halbe Stunde unsere Übungen - für den heuti-
gen Tag waren noch keine Veranstaltungen von Krankenhausseite vorgesehen. Es
kam aber ein Krankenpfleger, der sich danach erkundigte, was Hella bereits alles
könne.

Zwischen 15:30 Uhr und 17:00 Uhr erkundeten wir mit dem Rollstuhl unsere nähere
Umgebung, die Ferien-Reha-Anlage, den Hafen, den Strandweg. Es war kalt und
windig, drei Grad und böiger Nordwind um sieben Windstärken. Hella trug Hand-
schuhe und einen dicken Schal – zu beidem hatte ich sie mühsam überreden müssen. Ich sorgte unten in der Verwaltung dafür, dass unser Telefon geschaltet wurde
und wir ein Fernsehgerät bekamen.

Um 18:00 Uhr kam das Abendessen: Auch hier gab es zwei Scheiben Brot mit Wurst
und Käse. (Für die Folgezeit konnten wir zum Frühstück und Abendessen jeweils
unterschiedliche Brötchen und Brotsorten und Marmelade, Käse, Wurst bestellen, für
das Mittagessen konnte man zwischen zwei Gerichten wählen. Insgesamt war das
Essen in Ordnung, sowohl von der Quantität als auch von der Qualität her.)

Ich las ein wenig Zeitung, erledigte Post, gab unsere Telefonnummern an Verwandte
und Freunde in Deutschland und in Spanien durch, wir sahen zusammen die Nach-
richten, das Magazin Report, Hella sah einen Spiel-Film, Anja rief zurück, sie sei gut
in Bremen angekommen, unsere kleine Mickey, die sie für die Zeit unserer Reha mit-
genommen hatte, sei putzmunter und glücklich.

Gegen 21:30 Uhr gab es dann noch einen Schreck in der Abendstunde. Ich hatte
Hella mit dem Rollstuhl ins Badezimmer gefahren und auf die Toilette gesetzt, was
ganz problemlos vonstattenging. Dann hatte sie allerdings trotz dringlicher Warnung
versucht, allein von der Toilette in den Rollstuhl zurückzukommen und das war
prompt schief gegangen. Nun lag sie zwischen Toilette und Rollstuhl und rief nach
mir - passiert war ihr zum Glück nichts. Auch an den folgenden Tagen mutete sie
sich mehrfach Dinge zu, die über ihre Kraft und Geschicklichkeit gingen und fiel hin,
jedes Mal allerdings ohne böse Folgen. Insgesamt gab es vier solcher kleiner Un-
Fälle. Ich machte Hella eindringlich klar, wie sehr uns ein gebrochener Arm oder ein
gebrochenes Bein hindern würde, nach der Reha-Zeit zu Hause zurückzukommen,

aber sie war immer nur für kurze Zeit nach meinem Reden einsichtig - zwei Tage später war sie dann schon wieder leichtsinnig.

Unser erster Reha-Tag endete gegen 23:00 Uhr. Es war totenstill in der Nacht, dennoch war ich um eins, um drei, gegen fünf und dann endgültig um sieben wach – Hella nun auch.

Freitag, 11.4., Tag 2 in der Reha brach an, draußen war es grau, ein mittlerer Sturm rüttelte an dem großen Fenster. Hella war ins Bad gerollt, hatte sich mit der elektrischen Zahnbürste, die Anja besorgt hatte, die Zähne geputzt und dann das Gesicht gewaschen, ich hatte gerade ihren Rücken und die Arme mit dem Waschlappen bearbeitet, als eine Krankenschwester erschien, sich für das Baden bzw. Duschen zuständig erklärte, Hella in kürzester Zeit abduschte (es gab eine Sitzgelegenheit in der Duschecke, das Stehen war noch zu unsicher), abtrocknete, eincremte – das machte sie handfest, aber dennoch geradezu liebevoll. Dann zog sie Hella auch komplett an, in einen weißen Trainingsanzug kam sie. Aufsein sei ab sofort Normalität, im Schlafanzug ins Bett käme sie nur noch zum Schlafen. Das fand Hella richtig gut, nun war sie keine Kranke mehr, sondern befand sich in der Rehabilitationsfase – ein echter Fortschritt war das! Das Frühstück entsprach unserer Bestellung, Hella aß ein Brötchen, ich zwei – der Kaffee war flau, den hätte man in Spanien „englisch" genannt.

Wir setzten uns gemeinsam an die Arbeitsplatte unseres Zimmers - Hella im Rollstuhl. Wir wollten mein Telefonnummern-Verzeichnis auf den aktuellen Stand bringen. Dazu las Hella aus ihrem Büchlein die mir fehlenden Nummern vor, und ich trug sie bei mir ein. Bei einer Nummer stutzte ich: Ich hatte sie nach Hellas Ansage aufgeschrieben und dann gemerkt, dass ich sie auf der nächsten Seite doch schon verzeichnet hatte. Ich verglich: Beide Nummern stimmten nicht überein. Ich schaute in Hellas Buch - und siehe da, sie hatte mir die Zahlen falsch vorgelesen. Wir überprüften die anderen: Es zeigte sich, dass etwa jede dritte falsch war: Sie konnte Zahlen einer Reihe nicht korrekt vorlesen.

Wir schlossen gleich eine zweite „Prüfung" an: Sie sollte mir einen kleinen Artikel aus unserer Tageszeitung vorlesen. Es funktionierte nicht, ich war nicht in der Lage, das Vorgelesene zu verstehen; die Artikulation war zu schlecht, auch eine Sinn gebende Betonung und Pausenverteilung war nicht vorhanden. Das war deprimierend, denn ein ähnlicher Versuch in Marbella hatte ganz ordentliche Ergebnisse gebracht.

Dann versuchte sie zum ersten Mal, mit links etwas zu schreiben – mühsam war das! Auch da müssten wir sicher noch lange trainieren.

Anschließend folgte eine halbe Stunde mit unseren täglichen gymnastischen Übungen, ein weiterer Spaziergang in der Kälte schloss sich an. Zwischen jagenden Wolken ahnte man ab und zu die Sonne...

Wir gingen in die Sporthalle und fragten nach Möglichkeiten zum Fitness-Training: Das gehe nur mit einer entsprechenden

Verschreibung. Ein Telefonat mit unserem Freund S., der in der Halle zurückrief, regelte das für mich.

Um halb elf waren wir zurück. Hella schminkte sich ein wenig und wurde um elf zum ersten Mal abgeholt zur Behandlung: Wiegen und „Ergo" waren angekündigt. Um 11:40 Uhr war sie bereits wieder im Zimmer. Man hatte leichte Steh- und Turnübungen mit ihr gemacht. Dabei hatte sich das Fehlen des Gleichgewicht-Gefühls als mindestens so hinderlich erwiesen wie die Tatsache, dass in den rechten Extremitäten keine Befehle aus dem Gehirn ankamen. Die junge Therapeutin war dennoch zufrieden, Hella allerdings weniger.

---

16

Ziel der **Ergotherapie** ist es, durch gezielte Hilfen und durch Training die größtmögliche Selbständigkeit des Erkrankten wiederherzustellen. Beim An- und Ausziehen, Essen, Trinken, der Körperpflege etc. kann mit kleinen Kniffen und Hilfsmitteln viel erreicht werden. So lernte Hella es z.B., mit einer Hand eine perfekte Schleife bei ihren Schnürschuhen herzustellen.

Die TherapeutInnen beraten auch bei der Umgestaltung im Wohn- und Arbeitsbereich. Die Ergo kann nach ärztlicher Verordnung auch zu Hause fortgeführt werden.

---

*Ich ändere ab hier die Art der Darstellung, verlasse die systematische, tagebuchartige Chronologie, um ermüdende Wiederholungen im immer gleichen Alltag zu vermeiden, und raffe, fasse Entwicklungen zusammen...*

Die Aussprachefähigkeit verbesserte sich schnell, wie im folgenden Kapitel nachzulesen ist; wenn Hella ausgeruht und ausgeglichen war, konnte sie so sprechen, dass man sie gut verstand und kaum merkte, dass es noch kleine Probleme gab.

Hier soll der zweite Aspekt, die sogenannte **semantische Paraphasie**, ein wenig genauer beleuchtet und mit Beispielen illustriert werden. Die für diese Erscheinung typischen Wortvertauschungen und -erfindungen wurden von uns keineswegs dramatisiert, wir konnten über manches sogar schmunzeln.

Bei einem Spaziergang im Hafen sah Hella neben einer Reihe von soliden dicken Eichenpfählen zum Anbinden des Schiffshecks auch vier schlanke Eisenrohre, die dem gleichen Zweck dienten. „Guck mal, die sehen doch richtig krank aus, die Füllhalter." Ich brauchte zwei Nachfragen, bis deutlich war, dass die *Haltepfähle schwach* aussahen. Sie zeigte links von uns ins Gebüsch. „Da, die zwei Frauen!" Ich verstand nicht. „Na, die zwei grauen Mäuse dort!" Ich verstand immer noch nicht, drehte den Rollstuhl und fuhr ein paar Meter zurück. Zwei *Drosseln* kratzen im Laub - das waren die Frauen und Mäuse.

Am Mittwoch sollte sie zur 'Neuro'; sie begann: „Mein Kartenständer bleibt..." „Wie?" „Mein Kartenständer..., nein. mein Kartenständer..." Da sie auf die Schreibplatte blickte, hob ich ihren Therapieplan hoch. „Ja, den meine ich, den Kartenständer." „Aha, den Therapieplan." „Ja, bleibt mein Therapieplan nächste Woche so?"

Am Abend wurde es schwierig: „Wie verwerten die hier den Müll?" „Wie bitte?" „Wie die hier den Müll verwerten?" „?...?" „Na, du hast den Müll doch selbst verwertet, nein, nicht verwertet, aber so gemacht, gebracht." „Du meinst wirklich Müll?" „Ja, Müll!" Ich zeigte in die Ecke zum Papierkorb. „Du meinst Müll, Abfall?" „Ja, nein, so was wie dieses hier, dieses Karo-Ding." Sie zeigte auf eine Papierserviette auf dem

Esstisch. Ich hatte eine Assoziation: „Postkarte?" „Ja, die Postkarte!" „Du meinst die Postkarte an deinen Vater?" „Ja." „Du möchtest wissen, wann und wie die von hier befördert (*verwertet*) wird?" „Ja, genau. Das war schwer, was?" Ich erklärte: Postkasten, Leerungszeit, Transport zur Zentrale nach Kiel, von dort....

„Ich muss den Kopf etwas größer haben", sagte sie und meinte, ich solle die Lautstärke am TV etwas höher einstellen.

„Draußen ist ein Gekrause", sagte sie, einen Neologismus, (eine Wortneuschöpfung) verwendend, und meinte: Die Möwen draußen machen *Geschrei*.

„Da auf dem Blumentopf sieht es aber aus!" Auf dem Stuhl lagen Kleidungsstücke durcheinander.

## 5. Wechselbad der Gefühle

Um zu demonstrieren, wie eng Frust über Defizite und Freude über Erfolge und Fortschritte beieinander lagen und sich abwechselten, stelle ich hier einige Ereignisse und Beobachtungen zusammen. Am Nachmittag des elften konnte sie sehr gut sprechen - auch über Dinge außerhalb der Klinik und der Krankheit. Eine Äußerung erstaunte mich besonders; sie war vom Denken und der Sprachqualität her ein großer Sprung nach vorn. Wir saßen beim Abendbrot, sie sah zu ihrem Bett hinüber und sagte: „Wenn ich mir so das Bett ansehe und an die kaputte Frau darin denke, dann kann ich gar nicht glauben, dass ich das bin."

Am selben Abend riefen ihre Eltern an, um sich zu informieren, wie wir es mit der Klinik getroffen hätten. Bisher hatte ich immer die Telefonate mit den Eltern geführt und Optimismus verbreitet. An diesem Abend traute sich Hella - ermuntert von den Erfolgen am Nachmittag - zum ersten Mal ans Telefon. Sie kam aber über ein „Guten Abend, Papa..." nicht hinaus. Dann wurde sie so vom Weinen geschüttelt, dass sie kein Wort mehr herausbrachte. Ihr Vater war sehr erschüttert und es bedurfte aller meiner Redekunst, ihn zu überzeugen, dass es Hella gut gehe und die Schwierigkeiten nur vom Telefon herrührten. Als Hella sich beruhigt hatte, gelangen einige Sätze mit der Mutter, dann war es aber wieder vorbei.

Am selben 11.4. stellten wir fest, dass die Zahlen von 1-12 parat waren, der Rest aber fehlte. Auf Spanisch kam sie mit viel Nachdenken bis *'nueve'*, neun.
Am 12. saß sie draußen und bat erstmals um eine Lektüre - las dann in einer Fernsehprogramm-Zeitschrift, später auch in einem Reisebuch über Spanien.
Am 13. übten wir wieder Zahlen. Die deutschen konnte sie nun vorwärts vorzählen, der Versuch rückwärts - zwanzig, neunzehn, achtzehn - misslang aber. Die spanischen Zahlen erinnerte sie an diesem Tag gar nicht.

Am Abend machte sie mir erstmals ein Kompliment. Sie fragte mich, was ich denn für meinen Aufenthalt hier zu zahlen habe, und ich nannte ihr den Preis und fügte hinzu: „Wenn das zuviel ist, kann ich ja nach Hause fahren." Sie: „Nein, was du hier machst, ist ganz was Tolles."

Während des Besuches ihrer Freundin K. am Montag, 15.4., redete Hella sehr konzentriert; gegen Ende war sie dann allerdings auch besonders erschöpft: Sie wusste nicht, welches Datum wir hatten, konnte sich nicht an den Wochentag erinnern, hatte ihn auch nach doppeltem Wiederholen sofort wieder vergessen. Ihren Geburtstag wusste sie, aber das Geburtsjahr fiel ihr nicht ein, mein Geburtsdatum auch nicht.

Wir versuchten am Nachmittag, die Geschichte ihres Schlaganfalles zu rekonstruieren. Den Tag X bekam sie ganz gut zusammen (weil sie schon zweimal die Tagebuch-Aufzeichnungen darüber vorgelesen bekommen hatte), auch an zwei Krankenhäuser konnte sie sich erinnern, aber ob das alles in Kiel, Bremen oder Madrid stattgefunden hatte, das wusste sie nicht mehr.

Am Mittwoch fiel auf, dass sich die Artikulationsfähigkeit sehr gebessert hatte - offensichtlich begann die Ruhe nach dem Wechsel von Marbella nach Kiel und nach Damp ihre positiven Folgen zu zeigen. Sie konnte auch allein aus dem Bett aufstehen und sich in den Rollstuhl setzen, wenn ich ihn körpergerecht und nah neben das Bett stellte und festhielt, sie rollte allein ins Bad, ging dann vom Rollstuhl allein auf die Toilette; noch hatte ich zwar Angst vor einem neuerlichen Fallen und blieb deshalb bei allen Aktionen neben ihr - aber es klappte, zumindest an diesem Tag.

Drei Tage später ging es dann wieder schief. Ich war auf dem Balkon und bekam nicht mit, dass sie aus dem Rollstuhl selbständig ins Bett wollte. Der Rollstuhl schob sich bei einer ungeschickten Drehbewegung ein Stück rückwärts, und sie plumpste auf den Boden.

Am Mittwoch erinnerte sie mich abends an ein Telefonat, das ich mittags angekündigt hatte: Das Gedächtnis speicherte nun also schon wieder neue Informationen. Ebenso dachte sie - erstmals - von sich aus daran, dass die Blumen frisches Wasser bekommen mussten. Sie forderte von sich aus Laufübungen und war nicht zufrieden, wie ich sie stützte. Ich probierte einiges aus - sie war bis zum Ende nicht einverstanden. Ich beschloss, einmal bei ihrem Lauftraining zuzuschauen, um zu sehen, was ich falsch machte.

Das Mitzählen bei Sportübungen klappte am Donnerstag problemlos. Die Artikulation war gut, auch die schwierigen Zischlaute mit dem 'W' hintendran (**zw**ölf, **zw**anzig) waren erstmals einwandfrei. Bei unserer Logo-Übung, die Gegenstände im Zimmer zu benennen, war sie sehr erfolgreich. Die Vorhänge hießen dann allerdings „*toallas*"; das ist das spanische Wort für 'Handtücher' - die Assoziation von der Form her leuchtete aber ein; dennoch war dieser Fehler erstaunlich, da kaum eine spanische Vokabel abrufbereit war, wenn wir es versuchten.

Am 17. riefen ihre Eltern wieder an; sie sprach mit beiden und dieses Mal funktionierte es ohne eine Träne - wenn sie in der Aufregung auch viel schlechter sprach, als es unter uns allein normalerweise der Fall war. Dann hörte ich im Bad wieder großes Geschrei. Sie hatte auf dem Regal über dem Bett Blumen sortiert, hatte das Gleichgewicht verloren, war an die Wand in der Zimmerecke gefallen und dort zu Boden gerutscht.

Dann sollte sie ihren Lebenslauf erzählen und es taten sich wieder enorme Lücken bei den Daten und Namen auf. Dann versuchten wir wieder Schreibübungen mit der linken Hand - sie machten weiterhin große Probleme, es kam nur langsam etwas Leserliches zustande. Dann versuchte sie, auf dem PC einen Brief an ihre Eltern zu schreiben - und das Ergebnis war niederschmetternd. Wohl dreißig Mal half ich mit irgendeiner Taste, sie gab nach einer halben Stunde auf, versuchte dann, einen Text aus einem Prospekt abzuschreiben, aber das funktionierte auch nicht: Hella, die einmal geläufig mit zehn Fingern auf der Schreibmaschine geschrieben hatte, suchte nun verzweifelt nach jedem einzelnen Buchstaben, immer wieder.

Am 20. ging sie dann selbständig, sich am Bett und an den Wänden haltend, zum Badezimmer. Auch das Laufen auf dem Flur an der Haltestange war erfolgreich. Das Vorlesen aus der Tageszeitung an diesem Tag zeigte eine deutliche Besserung; sie musste mit langen Wörtern zwar noch kämpfen, aber der Text war zu verstehen. Sie wusste kurz nach dem Vorlesen auch noch, was sie gelesen hatte. Ein zweiter und dritter Versuch auf dem PC zeigten deutliche Verbesserungen im Buchstaben-Findetempo und in der Beherrschung von Funktionstasten.

Die Zusammenstellung mag gezeigt haben, wie es von Tag zu Tag kleine Fortschritte gab, über die wir glücklich waren - und wie wir auch immer wieder Rückschläge ver-kraften mussten.

6. Ärztliche Untersuchungen; das Duschen

Der erste Arztbesuch war sehr enttäuschend gewesen - ich habe ihn bereits im Zusammenhang des Einlieferungstages beschrieben. Er hatte überhaupt nichts Neues an Einsichten gebracht, schien uns nicht einmal als Basis für einen Therapieplan tauglich, weil die Untersuchung viel zu oberflächlich verlaufen war.

Am 15.4. gab es dann den zweiten Arztbesuch. In einer Urinprobe, die man am Vortag genommen hatte, war Blut gefunden worden. Frau Doktor konnte damit nichts anfangen. Es könnten Reste einer Monatsblutung sein, meinte sie. Hella hatte an diesem Morgen deutlich sichtbare rote Flecken links und rechts der Nase. Frau Doktor vermutete, das seien Zeichen für stark erhöhten Blutdruck. Eine Messung ergab normale, sogar niedrige Werte (90/60) - da war Frau Doktor dann mit ihrem Latein am Ende. Eine Erklärung hatte sie nicht, sie untersuchte aber auch nicht weiter, stellte wieder ein paar Fragen zum Arm und zum Laufen - und ging.

Die dritte Veranstaltung fand am 21. statt. Hella wurde zur Vorbereitung gewogen (61,7 kg) und ihr Blutdruck wurde wieder gemessen; das Ergebnis war 100/60. Da Chefarztvisite angekündigt war, brachte ich sie im Rollstuhl zum Schwesternzimmer, wo sie warten sollte. Nach knapp zehn Minuten wurde sie wieder in unser Zimmer zurückgebracht - nein, eine Untersuchung habe nicht stattgefunden, sagte mir Hella, wieder nur eine Unterhaltung. Man könne ja noch einmal die Halsschlagadern untersuchen und auch im Magenbereich nach der Entstehung von Thromben sehen, da man bisher im Hals und auch im Herzen nichts gefunden habe, was den Infarkt erkläre. Das war die Ankündigung des Chefarztes - geschehen war allerdings nichts und es geschah auch nichts dergleichen in der Folgezeit, es wäre auch wenig zielführend gewesen.

Am 6.5. gab es einen letzten Arzttermin; das Papier, das diese Untersuchung ankündigt, ließ die Sparten 'Blutentnahme', 'Urinprobe', 'Röntgenuntersuchung', 'EKG', 'Echokardiogramm' leer, lediglich bei 'Abschlussuntersuchung' ist eine Uhrzeit notiert. Die Untersuchung bestand in einer kurzen Abfrage nach dem Funktionieren von Arm und Bein, dann wurden ein paar Eintragungen für die Entlassungspapiere gemacht - Ende. Mit diesen wenigen Anmerkungen muss der erste Teil des Kapitels schon geschlossen werden, weil mehr nicht stattfand. No comment, kein Kommentar.

Sehr aufschlussreich für die Arbeitsweise in unserer Klinik-Abteilung verlief die Entwicklung des Duschens.

Die Duschkabine war mit einer Plastikplane vom übrigen Badezimmer getrennt und enthielt einen Plastikstuhl, auf den sich die Patientin setzen konnte. Den ersten –sehr erfolgreichen – Dusch-Morgen durch eine Krankenschwester habe ich bereits beschrieben. Am zweiten Morgen kam die Schwester erst nach dem Frühstück zum Duschen. Das hatte sie uns allerdings am Vortag angekündigt: Sie habe so viele Patienten zu versorgen, dass sie das Duschen über mehrere Stunden des Vormittags verteilen müsse. Also hatten wir vor dem Essen nur eine Katzenwäsche mit Zähneputzen etc. vorgenommen und dann das Kommen der Schwester abgewartet.

Am dritten Morgen, dem Sonntag, zog sich das Warten hin, so dass Hella ungeduldig wurde und ich das Duschen, das Eincremen, die leichte Massage durchführte. Als die Schwester um kurz vor zehn kam, waren wir lange mit allem fertig und sie freute sich, eine Arbeit weniger zu haben.

Am Montag nahmen wir vor dem Frühstück wieder nur die Katzenwäsche vor, schon kurz nach acht war eine Schwester da, eine neue, ganz junge. Als sie mit den Duscharbeiten fertig war, sah das Bad aus wie nach Beginn der Sintflut, acht Handtücher unterschiedlicher Größe lagen auf dem Fußboden, der zentimeterhoch mit Wasser bedeckt war. Die beiden Putzfrauen, die eine Weile später kamen, schlugen die Hände über dem Kopf zusammen.

Am Dienstag erschien wieder relativ früh die 'Badeschwester' der ersten Tage, gerade als ich mit dem Duschen angefangen hatte. Sie übernahm die weiteren Arbeiten.
Am Mittwoch war sie sogar schon vor dem Frühstück da und erledigte alles mit der gewohnt handfest-freundlichen Routine. Am Donnerstag zog es sich dann wieder, so dass Hella mich aufforderte, sie zu duschen, damit sie aus dem Bademantel herauskomme und angezogen werden könne, um etwas zu unternehmen. Die Schwester erschien, als Hella bereits in der Zeitung las; sie bedankte sich.

Am Freitag konnte die junge Praktikantin, die um acht Uhr ins Zimmer kam, gerade noch das Eincremen vollenden, alles andere war bereits erledigt. Für das Wochenende sagte ich der Schwester zu, das Duschen zu übernehmen, weil dann wenig Personal auf der Station war und sie sich verständlicherweise über jede Arbeitserleichterung freute.

Am Montag und Dienstag kam die Schwester jeweils so, dass sie uns bereits bei den letzten Arbeiten antraf, zog Hella dann noch die Schuhe an oder knöpfte die Strickjacke zu. Beim Mittagessen äußerte ich erstmals den Verdacht, sie komme gezielt so spät, weil sie wusste, dass die Hauptarbeit dann schon erledigt war. Am Mittwoch erledigte ich dann alle Arbeiten allein - die Schwester kam zum Spritze-Geben, fragte gar nicht mehr nach dem Duschen - und so blieb es dann bis zum Ende. Ein Gespräch über das Thema hat es mit keiner der Schwestern gegeben, die schleichende Arbeitsübernahme schien selbstverständlich.

7. Die Therapie

Vier verschiedene Behandlungen wurden in den vier Wochen angeboten: Ergotherapie, Neuro, Logopädie und Massage.

---

**17**
Die Ergotherapie habe ich bereits im vorigen Informations-Kasten dargestellt.

---

**Logopädie** ist ein wesentliches Element der Behandlung von Sprech- und Sprachstörungen. Hier wird durch Sprechen, Lesen, Bearbeiten spezieller Übungsbögen etc. dafür gesorgt, dass die Patientin/der Patient möglichst bald wieder so an der zwischenmenschlichen Kommunikation teilnehmen kann, wie es ihr/ihm vor dem Schlaganfall möglich war.
**Neuro** ist - in diesem Zusammenhang! - nur ein anderes Wort für **Physiotherapie**, also für Krankengymnastik. Hier bemüht man sich besonders darum, die bei einem Schlaganfall fast immer aufgetretene Lähmung einer Körperseite durch gezielte Übungen zu mildern oder gänzlich zu beseitigen. Diese Therapie wird üblicherweise nach der Reha zu Hause fortgesetzt.

An manchen Tagen waren alle vier 'Anwendungen' angesetzt, an manchen nur eine, am Wochenende fand nichts statt. Insgesamt gab es Neuro 18-mal, Ergo 16-mal, Logo 12-mal, Massage 9-mal. Jede Veranstaltung dauerte offiziell 30 Minuten, so dass insgesamt 9 + 8 + 6 + 4,5 = 27,5 Stunden stattfanden. Damit gab es bei unseren 28 Tagen Aufenthalt in der Klinik pro Tag statistisch gesehen **eine** Stunde aktiver Behandlung.

Leider wurden die 30 Minuten fast nie voll zur Arbeit genutzt. Da im Dreißigminutentakt der nächste Patient an der Reihe war, gingen mit Begrüßen, Auskleiden, Wieder-Anziehen, Verabschieden jeweils am Anfang und Ende rund fünf Minuten verloren, so dass nur von etwa 20 Minuten effektiver Betreuung geredet werden konnte. Noch größere Verluste konnten wir dadurch vermeiden, dass ich Hella fast immer zum Beginn der „Anwendung" vor das Behandlungszimmer brachte und sie möglichst auch dort abholte, damit das nicht die Therapeutin / der Therapeut machen musste.

Leider gab es auch solche Erscheinungen: Am 30. April, einem Mittwoch, meldete sich eine Therapeutin krank. Der 1. Mai war/ist Feiertag, für den Freitag hatte man keine Therapie angesetzt, also entstand für diese Dame ein „Kurzurlaub" von Mittwoch bis Sonntag - mit entsprechendem Leerlauf für die Patienten.

Als ich einem unserer Besucher - einem selbständigen Unternehmer - meine Unzufriedenheit über die wenig effektive Arbeitsweise mitteilte, riet er mir dringend, mich doch zu beschweren. Ich reagierte zurückhaltend, wusste ich doch aus Erfahrung, wie schnell Beschwerden „nach hinten losgehen" und sich gegen den „Meckerer" kehren. Als ich am nächsten Tag (dennoch) vorsichtig anfragte, ob man nicht eventuell die Zahl der Anwendungen erhöhen könne, da wurde mir recht klar bedeutet, 'mehr' sei nicht immer mit 'effektiver' gleichzusetzen und man wisse schon, welches Maß dem Patienten dienlich sei, ein Zuviel schade nur... na denn!

Wir hatten das von Anfang an anders gesehen und unsere Konsequenzen daraus gezogen, setzten unsere Übungen, mit denen wir gleich am Anfang in Marbella begonnen hatten, täglich fort, massierten den Arm, stimulierten seine Nerven mit der Haarbürste und mit Eis aus dem Kühlschrank, trainierten die Muskeln des Beines, versuchten neue Muskeln in der Wade und der Unterseite des Oberschenkels zu aktivieren, machten Gleichgewichtsübungen, wiederholten die Gehübungen, die Hella bei der Neuro gelernt hatte, fügten von uns aus Übungen für den Rücken und die Bauchmuskeln hinzu etc.

Die Gefahr der Übertreibung bestand praktisch nicht, denn Hella signalisierte stets sehr frühzeitig, dass eine Übung begann, sie anzustrengen - dann war erst einmal für Stunden Schluss damit.

Am 21.4. überraschte uns die Neuro-Therapeutin mit der Ankündigung, sie werde mit Hella das Treppensteigen lernen. Bisher hatten beide das Laufen im Flur geübt, Hella hatte sich an der Haltestange, die den ganzen Flur entlangführte, festgehalten und war auf der anderen Seite von der Therapeutin gesichert worden, oder sie hatte für links einen langen Besenstil bekommen, mit dem sie wanderte wie Rübezahl mit seinem Baumstamm.

Die Treppe hielten wir für extrem schwer. Die Therapeutin klärte uns auf, wir seien im Irrtum, und siehe da, mit einer Mischung aus Halten und Schieben und jeweiligem Hochsetzen des rechten Fußes ging es tatsächlich zügig bergauf.

Ich sah dieser Übung, die nun alle paar Tage wiederholt wurde, mit Freude zu, und das hatte seinen guten Grund. Da wir in Kiel im ersten Stock wohnten, mussten wir uns darauf einrichten, täglich mehrfach die Treppen mit 8 (draußen) und 22 Stufen (im Haus) zu bewältigen. Ich hatte unten in der Klinik an einem Eingang, der keine Rampe für den Rollstuhl hatte, den Versuch gemacht, Hella rückwärts im Rollstuhl die sechs Stufen hochzuziehen. Es war gelungen, aber mit hohem Aufwand. Der Stuhl musste stark nach hinten gekippt werden, was Hella in Panik versetzte, und der notwendige Kraftaufwand war enorm. Mir trat der Schweiß auf die Stirn, wenn ich daran dachte, in Kiel täglich mehrfach den sechsfachen Höhenunterschied überwinden zu müssen. Da war denn die Aussicht, die sich nun auftat, sehr tröstlich, nämlich mit Hella hochzu**gehen** und den leeren Rollstuhl nachzuholen.

Draußen zwischen den Hochhäusern war in einem kleinen eingezäunten Bereich ein 'Parcours' aufgebaut, in dem es unterschiedliche Bodenbeläge, hohe Bordsteinkanten und unterschiedliche Treppen gab. Hier trainierten wir nun täglich bei unseren Spaziergängen und verbesserten auf diese Weise schnell die Fähigkeit des Treppensteigens. Zum Schluss waren wir so weit, dass nur noch eine kleine Hilfe am Fuß notwendig war, das Bein konnte sie ausreichend anheben.

Leider kümmerte sich jede Therapeutin nur um ihr kleines, fest umrissenes Aufgabengebiet; sie kamen niemals zusammen, um sich über die Patientin zu unterhalten, Erfahrungen auszutauschen, eine ganzheitliche Sicht zu entwickeln. Da auch keine Ärztin und kein Arzt diese Aufgabe wahrnahm, fehlte ein ganz wesentliches Element einer sinnvollen Reha-Therapie.

So war es fast ein glücklicher Zufall zu nennen, dass uns die Neuro-Therapeutin eines Tages fragte, was wir denn dagegen täten, dass der rechte Arm bereits heftig „luxierte". Wir begriffen nicht, und sie erklärte: Der Arm bewege sich nicht mehr ordnungsgemäß im Kugelgelenk der Schulter, sondern hänge deutlich aus dem Gelenk heraus, weil der Deltamuskel, der ihn normalerweise in Position halte, stark verkümmert sei. Wir hatten diese Tendenz zwar auch schon bemerkt, ihr aber keine Bedeutung beigemessen, da weder die Ärztin noch die Ergo-Therapeutin, die fast täglich an dem Arm arbeitete, etwas gesagt hatten. Wir selbst wussten nicht, dass von dieser 'Luxation' eine große Gefahr für das (spätere) Funktionieren des Armes ausging. (*Bis heute habe ich in keinem der vielen Artikel, Broschüren, Bücher, die ich über den Schlaganfall gelesen habe, einen Hinweis auf dieses Problem gefunden!*) Sie riet uns, einen sogenannten Therapietisch für den Rollstuhl anzufordern, auf den Hella ihren Arm legen könne; auch sonst solle sie durch Unterlegen eines Kissens o.ä. darauf achten, dass der Arm möglichst selten frei hänge; er wiege immerhin einige Kilo und würde die Sehnen und auch die Adern und Nerven übermäßig dehnen, solange der Deltamuskel nicht wiederhergestellt sei.

Ich ging sofort zum Stationszimmer, um einen solchen 'Tisch' zu erhalten. Es gab keinen. Nach ein paar Tagen (am 29. April) brachte man uns einen „provisorischen", der für Hellas Rollstuhl nicht passte, aber immerhin eine Hilfe darstellte. Außerdem nahm man jetzt genau Maß und versprach eine Bestellung. Am Tag vor der Entlassung (am 7. Mai) erhielten wir auf mehrfaches Nachfragen endlich den 'Tisch', eine einfache kleine Acrylplatte, die an den Seitenkanten so gebogen war, dass man sie auf die Armlehnen des Rollstuhles schieben konnte und sie dort festsaß.

Was für meine Gesundheit, mein Wohlergehen getan wurde, will ich nur kurz andeuten: Ich konnte alle zwei drei Tage im Fitness-Studio die Übungen durchführen, die ich seit Jahren in Kiel und in Spanien gemacht hatte – sie dienten nicht dazu, mir Schwarzenegger-Muskeln anzutrainieren, sondern mich beweglich, fit zu halten. Zusätzlich hatte man mir Massagen verschrieben und Fangopackungen; ein bis zweimal die Woche genoss ich diese Behandlungen – ob sie wirklich Großes bewirkten, wage ich nicht zu beurteilen, entspannend waren sie.

8. Spaziergänge und Ausflüge

Die Spaziergänge wurden in den vier Wochen ein ganz wesentliches Element unserer Therapie. Leider sahen sie während des ganzen Monats so aus, dass Hella im Rollstuhl sitzen und ich sie schieben musste. Die Fähigkeit zu gehen entwickelte sich zwar, so dass kleine Wege im Zimmer mit Festhalten bei mir oder an Möbeln möglich waren, aber an ein Gehen draußen war noch lange nicht zu denken.

Insgesamt waren wir in den vier Wochen 35-mal, zusammen knapp 40 Stunden, draußen unterwegs, je nach Wetter zwischen zwanzig Minuten und zwei Stunden. Es gab keinen Tag, an dem wir einen Gang nach draußen gänzlich unterließen. Es leuchtet ein, dass eine Reha-Klinik eine solche Fülle von Aktivitäten im Freien niemals anbieten könnte - aber es gab in dieser Hinsicht gar kein Angebot, d.h. Hella wäre die ganzen vier Wochen höchstens mal am Wochenende, wenn Besuch da war, an die frische Luft gekommen.

Wir machten unsere Ziele jeweils vom Wetter abhängig, wobei Hella nach einiger Zeit einsah, dass man nur mit dicken Wollstutzen, langem Mantel, Schal, Mütze und Handschuhen der Kälte dieses Frühjahrs trotzen konnte. Wir hatten die ganze Zeit über Temperaturen zwischen 2 und 10 Grad, Wind bis zur Sturmstärke. Anfangs hatte sie sich heftig gegen die dicke Verpackung gewehrt, weil sie meinte, damit besonders krank auszusehen, was sie unbedingt vermeiden wollte. Dann brauchte ich nach dem Nach-Hause-Kommen lange Zeit, bis ich ihr die eiskalten Beine und Füße warmgerubbelt hatte. Als wir aber im Gelände häufig RollstuhlfahrerInnen trafen und Hella merkte, dass man ihnen - und damit auch ihr - kaum Neugier oder besondere Aufmerksamkeit widmete, wurde diese kleine Eitelkeit nebensächlich. Lediglich an Wochenenden, wenn viele BesucherInnen um die Klinik und im Hafen herumliefen, legte sie noch Wert darauf, die Mütze erst dann tief in die Stirn gezogen zu bekommen, wenn wir den Bereich mit den vielen Leuten bereits hinter uns gelassen hatten.

Bei Regenwetter bewegten wir uns auf dem Klinikgelände und am Hafen. Dieser Bereich hatte den Vorteil, dass weite Wegstrecken überdacht waren und man nur einen Schirm brauchte, wenn man von einem Überdachungsbereich zum anderen wechselte oder direkt an die Boote heranwollte. Der Hafen lieferte uns zahlreiche Anknüpfungspunkte zu Erinnerungen und Gesprächen. Hier vor dem Ufer waren wir in den letzten drei Jahren häufig mit dem Katamaran gekreuzt und mein „Weißt du noch.?" brachte zwar manche Träne zum Fließen, hatte aber den Vorteil, dass wir gemeinsam wieder viele Namen und Ereignisse ins Gedächtnis zurückriefen. Offenbar war das Gespeicherte in den Gehirnzellen nicht verloren gegangen, der Infarkt hatte wohl nur den leichten Zugriff unmöglich gemacht. Durch Fragen und Helfen kamen viele Dinge wieder. „Weißt du noch, wie wir nach Langeland gesegelt sind?" „Langeland, was ist das?" „Das ist eine dänische Insel, da hinten kannst du sie sehen." „Ach ja, das ist diese lange flache Insel. Das war vor drei Jahren, glaube ich." „Weißt du noch, wer außer uns mit war?" „Michael natürlich." „Und wer noch?" „Eine Frau, ich weiß aber nicht..." „Es war *seine* Frau." „Und wie heißt die?" „So wie meine Schwester." „Edith, nein Irmgard, ach ja, Irma war mit."

Bei schönem Wetter, wenn der Wind nicht zu stark wehte, gingen wir am Deich entlang. Hella war in Ostfriesland aufgewachsen und Wellenschlag und Deich brachten für sie viele Assoziationen mit sich. Hier arbeiteten wir ihre Vergangenheit auf. Wo war sie geboren? Sie wusste es nicht, ich sagte es ihr, fragte nach, wiederholte, sie behielt es. Wo war sie zur Schule gegangen, wo hatten sie gewohnt, wie hießen die verschiedenen Straßen, wie hatten die Häuser ausgesehen, wie hießen die Großeltern, bei denen sie häufig gewohnt hatte? Immer wieder taten sich Lücken auf, die ich meistens füllen konnte, immer wieder zeigte sich, dass das ein- oder zweimalige Nennen von Namen oder Daten genügte, damit sie wieder parat waren; das meiste ging nicht wieder verloren, sondern blieb abrufbereit wie bei einer Gesunden.

Bei gemischtem Wetter, vor allem bei starkem Wind, gingen wir zum nahen Wald. Hier erlebte ich eine neue Überraschung. „Schau mal, die Buche da, die ist..." „Was ist eine Buche?" Sie kannte keinen der Baum-Namen, wusste nicht zwischen Kiefer und Eiche zu unterscheiden, hatte auch Buschwindröschen und Brombeersträucher vergessen. Das überraschte mich - besser *uns* - deshalb so sehr, weil wir bisher gemeint hatten, dass sich nur wirkliche Namen und Daten dem Zugriff sperrten - dass aber so einfache Dinge des Alltags und der Natur auch fehlten, das überraschte uns, wie gesagt.

Auch hier begannen wir umgehend mit dem Training. Jeder Baum und Strauch, an dem wir vorbeikamen, erhielt seinen Namen, immer noch einmal, mal von ihr, mal von mir. Nach einigen Tagen waren alle gängigen Pflanzen wieder da - ähnlich war es mit den (wenigen) Tieren, die wir auf unseren Gängen sahen: Rehe, Kaninchen, Rebhühner, Falken, ein Bussard...

Auf den Spaziergängen zwischen den vielen Nur-Dach-Häusern, die man für Feriengäste gebaut hatte, musste sie das Aussehen der Häuser beschreiben, wir debattieren über die Funktionalität, die Ästhetik und wir übten Zahlen; die Menge der Häuser in einer Reihe wurde gezählt, alle Reihen mussten addiert werden, was große Probleme machte; die meisten Rechenoperationen klappten gar nicht.

**18**

**Akalkulie**

Mit diesem Begriff werden Rechenstörungen bezeichnet, die häufig parallel zu den Sprachstörungen auftreten.

Es gibt verschiedene Unterformen: Störungen beim Verstehen und Sprechen von Zahlwörtern; Störungen beim Schreiben und Lesen von Ziffern, insbesondere von mehrstelligen Zahlen, Störungen beim gedanklichen Erfassen von Zahlen und Mengen, gestörtes Wissen des Einmaleins, gestörtes Wissen und/oder Ausführen der Rechenoperationen, wobei Addition und Subtraktion in der Regel besser erhalten sind als Multiplikation und Division.

(W. Huber. Klinische Grundlagen der Aphasien. In: Aphasie. Band 240 der Hilfe für Behinderte. Düsseldorf, 5.Aufl. 1996, S. 25)

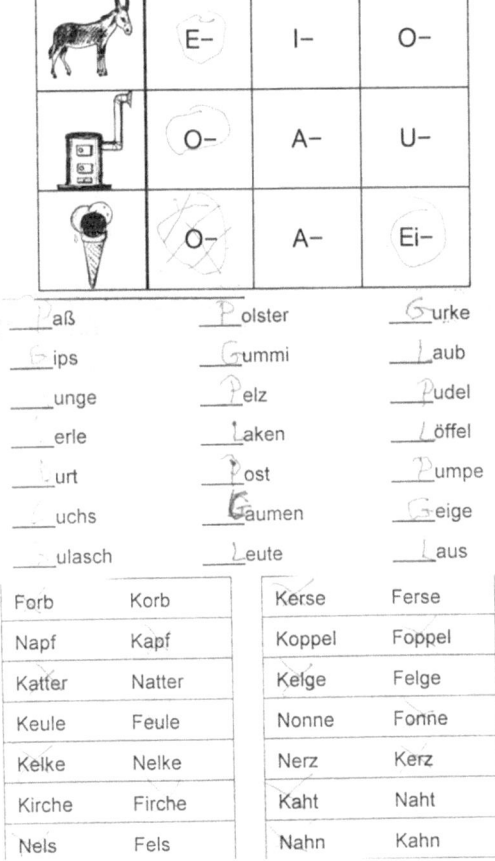

| | | |
|---|---|---|
| E– | I– | O– |
| O– | A– | U– |
| O– | A– | Ei– |

| | | |
|---|---|---|
| ___aß | ___olster | ___urke |
| ___ips | ___ummi | ___aub |
| ___unge | ___elz | ___udel |
| ___erle | ___aken | ___öffel |
| ___urt | ___ost | ___umpe |
| ___uchs | ___aumen | ___eige |
| ___ulasch | ___eute | ___aus |

| | | | |
|---|---|---|---|
| Forb | Korb | Kerse | Ferse |
| Napf | Kapf | Koppel | Foppel |
| Katter | Natter | Kelge | Felge |
| Keule | Feule | Nonne | Fonne |
| Kelke | Nelke | Nerz | Kerz |
| Kirche | Firche | Kaht | Naht |
| Nels | Fels | Nahn | Kahn |

Außerdem füllten wir weitere Lücken: Wo hatte Hella ihre Zahnarzt-Lehre gemacht, wie hatten ihre verschiedenen Chefs geheißen, wo hatte sie ihre Ausbildung als Erzieherin nachgeholt, wie hießen die Kindergärten, dann die Schulen, an denen sie im Laufe der Zeit gearbeitet hatte? Auch hier war ihr spontanes Erinnerungsvermögen sehr unterschiedlich, ich half aus, sie wiederholte, ich fragte erneut, ihr Wissen nahm zu.

Ich denke, dass diese Art von „Logopädie" recht effektiv war und die systematische, etwas mechanisch erscheinende Arbeit, die die Logopädin auf Grund der Ergebnisse des Aachener Aphasie-Tests betrieb, sehr sinnvoll ergänzte. Dort gab es am weißen Tisch dreimal zwanzig Minuten pro Woche vorgedruckte Arbeitsblätter, hier gab es echte Sprechanlässe in Hülle und Fülle, bei denen Wörter und Sätze probiert, korrigiert, wiederholt werden konnten, hier ging es um Themen, die Hella direkt betrafen, die sie brauchte, um sich im weiteren Leben zurechtzufinden, hier musste nicht aus der Wortreihe 'Esel - Hund - Ofen - Katze' der Ofen gestrichen werden, weil man erkannt hatte, dass er als einziger kein Tier war.

Die Spaziergänge beschränkten sich weitgehend auf das weitere Umfeld der Klink und auf reine Natur, halbe Wildnis. Ich war aber der Meinung, dass Hella auch wieder lernen musste, sich ohne Scheu unter Gesunden zu bewegen, und plante deshalb größere Ausflüge.

Am 22. 4. war ich mit unserem Auto in Kiel gewesen und hatte es direkt vor der Klinik im Gebühren-Bereich stehen gelassen. Nach dem Abendessen fragte ich Hella, ob sie sich zutraue, schon einmal im Auto mitzufahren. Sie wollte es versuchen, und wir machten eine einstündige Tour durch Nachbardörfer. Hella bereitete das schnelle Vorbeiziehen der Landschaft vor den Autofenstern noch unangenehme Schwindelgefühle, so dass ich sehr langsam fahren musste und wir auf weitere Aktivitäten verzichteten. Dennoch machte ihr der Ausflug insgesamt Spaß, und sie fühlte sich bereichert, schwärmte am Abend von den gelben Rapsfeldern und dem saftigen Grün der Kornsaat.

Drei Tage später, am 25., bestiegen wir wieder unser Auto. Wir fuhren nach Kappeln, sahen uns den Hafen an, dann die kleine, erfrischend unorganisiert gebaute Innenstadt. Erstmals saß Hella mit ihrem Rollstuhl außerhalb der Klinik an einem Café-Tisch, trank Kaffee und ließ sich von mir den Kuchen zerteilen. Zwar, so sagte mir, bereiteten ihr die neugierigen Blicke Unbehagen, aber sie stellte sich dem Problem: „Da muss ich durch!"

Wir kauften noch eine Flasche Wein, um abends den ersten „Monatstag" des Schlaganfalls würdigen zu können, und fuhren nach rund zwei Stunden zurück. Der erste Versuch, sich mit dem Rollstuhl in der Welt der Gesunden zu „behaupten", war erfolgreich verlaufen. Hella zog eine positive Bilanz, war sich sicher, sie könne sich in der Öffentlichkeit zeigen und bewegen, ohne sich genieren zu müssen. Zwar hatte ich ihr das vorweg schon gesagt und garantiert, aber so etwas erfährt man besser durch direktes Erleben.

Wir wiederholten die Aktion gleich am 1. Mai, fuhren zu einem nahen Reiterhof hinaus, sahen uns die Stallungen und die Pferde an, und Hella, die selbst aktive Reiterin gewesen war, richtete eine Frage an eine Zwölfjährige auf einem Schimmel. Wie lange sie denn schon reite, fragte sie. Man sah der Kleinen deutlich die Verunsicherung an; für sie war es offenkundig etwas Neues, mit jemandem im Rollstuhl zu sprechen, aber die Unterhaltung lief noch über vier Fragen und Antworten weiter und hatte für beide eine entkrampfende Wirkung.

Der vierte Ausflug führte uns zusammen mit fünf Freunden in Deutschlands kleinste Stadt: Arnis an der Schlei. Nach einem langen Spaziergang aßen wir in der 'Schlei-Perle' auf einem Bootssteg Scholle. Hella saß in ihrem Rollstuhl am Tisch und gab sich Mühe, den Gesprächen in einer so großen Gruppe zu folgen und auch eigene Beiträge einzubringen - es war noch sehr schwierig.

Als wir am nächsten Tag mit derselben Gruppe in ein vornehmes Restaurant essen gingen, bestand Hella darauf, aus dem Rollstuhl in einen Stuhl umzusteigen. Wir setzten sie in einen bequemen Stuhl mit Armlehnen, so dass keine Fall-Gefahr bestand. Den Rollstuhl brachten wir auf ihren Wunsch in den Vorraum. Sie legte sich den rechten Arm auf die Stuhllehne und war stolz darauf, nun dazusitzen wie eine Gesunde. Alle Freunde bestärkten sie: Sie sehe gut aus, man merke ihr fast nichts mehr an, sie könne stolz auf ihre Fortschritte sein und normal am Leben teilnehmen.

Es war deutlich, wie gut ihr solche Worte taten - wenn sie auch nicht alles glaubte.

## 9. Freunde (1)

In einer Informationsbroschüre las ich, normale soziale Kontakte oder gar Freund-schaften seien nach einem schweren Schlaganfall praktisch nicht mehr möglich; ich zuckte die Achseln und konnte diese Aussage weder realisieren noch glauben. Be-stimmte Entwicklungen im Laufe der nächsten Jahre ließen mich dann aber verste-hen...

In Marbella hatten sehr viele FreundInnen und Bekannte angerufen, ihr Mitgefühl ausgesprochen, uns Mut und Durchhaltevermögen und Hella schnelle Besserung gewünscht. Die Zahl derer, die fragten, ob sie Hella besuchen könnten, war schon wesentlich geringer; es kam hinzu, dass Hella viele Besuche von sich aus nicht wünschte, und so kamen neben den beiden Ärzten und der Therapeutin und unserer Familie nur zwei Freundinnen – ich habe das bereits berichtet.

In der Reha-Klinik war Hella dann schon viel offener für Kontakte nach außen. Wir erhielten wieder sehr viele Anrufe, Briefe und Blumensträuße von Verwandten, FreundInnen, KollegInnen, SchülerInnen. An allen Wochenenden kam Besuch. Alle hatten vorsichtig angefragt, ob man Hella besuchen könne, und fast immer war aus den Formulierungen herauszuhören gewesen, dass es nicht nur um Hellas Wohlbe-finden bei dem Besuch ging, sondern dass man sich auch um sich selbst Gedanken machte und Ängste hatte: In welcher physischen und psychischen Verfassung werde man Hella antreffen? Wie sollte man mit ihren Defiziten umgehen, sie thematisieren oder einfach ignorieren? Man spürte die tiefe Verunsicherung im Umgang mit einer Kranken, zurzeit Behinderten. In diesem Umgang waren die meisten nicht geübt, das war neu, machte vorsichtig, hilflos, ungeschickt. Lediglich diejenigen, die in ihrem Umfeld bereits ähnliche Krankheitsfälle erlebt hatten, gingen unbefangen auf Hella zu, fragten nach den Einschränkungen, den Besserungsaussichten etc.

Am deutlichsten wurden die Unsicherheiten und die latenten Ängste an einer Freun-din, die mit ihrem Mann gekommen war. Sie strahlte, als sie Hella erstmals wieder-sah, lobte wortreich und mehrfach ihr gutes Aussehen, war begeistert von ihrer Denkfähigkeit und ihrer Sprache - und sagte am Ende als Fazit: „Dann kann ich dich ja auch mal alleine besuchen kommen!"

Was wäre gewesen, wenn Hella keinen so positiven Eindruck auf sie gemacht hätte?

---

**19**
Ich übernehme hier die **Aufforderung** der damaligen Präsidentin der Stiftung Deut-sche Schlaganfall-Hilfe, Liz Mohn, veröffentlicht im Magazin 3/98:
„...möchte ich Betroffene und Angehörige ermuntern, ihr Schicksal nicht länger 'zu verheimlichen'. Ziehen Sie sich nicht isoliert in die eigenen vier Wände zurück. Su-chen Sie vielmehr den Kontakt zu anderen Menschen, auch wenn diese sich viel-leicht aus Unkenntnis und Scheu irgendwann wegen der Erkrankung von Ihnen zu-rückgezogen haben. Gehen Sie wieder in die Öffentlichkeit. Ein Schlaganfall ist kein Grund zur Scham, sondern vielmehr Anlass für Zuwendung und Unterstützung. Re-den wir mit den Menschen, zeigen wir ihnen, was ein Schlaganfall ist, nehmen wir ihnen die Berührungsängste, die die meisten unbewusst mit sich tragen. Je mehr wir

gemeinsam einen Schlaganfall als das begreifen, was er ist - eine Krankheit, die jeden von uns ereilen kann - umso eher werden wir die notwendige Hilfe mobilisieren." Inzwischen gibt es mehr als 500 Selbsthilfe-Gruppen, in denen sich Betroffene, deren Angehörige, oft auch Fachleute und Ärzte treffen, und wo man Erfahrungen austauschen kann, Fragen beantwortet bekommt.

## 10. Psyche (1)

In der Literatur über den Schlaganfall wird immer wieder betont, dass dieser Schlag nicht nur den Körper trifft und schädigt, sondern dass auch die Psyche Schaden nimmt, der Betroffene sich in seinem Wesen verändert. In Marbella war davon nichts zu spüren gewesen - da standen noch andere, viel einfachere Probleme im Vordergrund.

Auch in der Reha-Zeit schien mir dies nicht demonstrativ, allerdings meinte ich eine Veränderungstendenz, die sich später noch deutlicher ausprägen sollte, schon zu erkennen: Es fand eine gewisse Ent-Hemmung statt, d.h. Launen, Wünsche, Abneigungen wurden viel deutlicher, ja rücksichtsloser gezeigt als früher. Es war so, als habe der Schlag einen Teil der jahrelangen Erziehung und Anpassung, die uns dazu bringen, viele unserer Bedürfnisse und Regungen zu unterdrücken, weggewischt oder zumindest abgeschwächt.

So hatte Hella z.B. einen großen Blumenstrauß aus dem Kollegium erhalten und ich hatte angekündigt, M. anzurufen und ihr herzlich zu danken. M. war die Personalrätin, die den Strauß organisiert und die beigelegte Karte unterschrieben hatte. Hella erinnerte sich aber nicht mehr an M., registrierte nur den Mädchennamen und meinen Anrufswunsch - und schnappte hörbar ein; sie war den ganzen Abend über sehr unterkühlt. Eifersuchtsgefühle, die sonst in so einem Fall als völlig überflüssig erkannt worden, oder falls nicht, unterdrückt worden wären, kamen hier deutlich zum Zuge.

Ähnlich war es, als ich ankündigte, ich werde einen Nachmittag in die Schule fahren, um einiges zu organisieren. Es missfiel ihr offenkundig, dass ich für mehrere Stunden meine Aufmerksamkeit einem anderen Personenkreis zuwandte.

Als ich zur Vorbereitung dieses Besuches auch noch die Schulleitung anrufen wollte, wurde sie fast böse; ich rief dennoch an - und als dann niemand da war und ich meinen Besuch auf dem Anrufbeantworter ankündigte, atmete sich sichtbar erleichtert auf - wenigstens dieser Außenkontakt hatte nicht stattgefunden.

Die Tatsache, dass wir im Gelände so viele RollstuhlfahrerInnen trafen, war ihr anfangs sehr tröstlich gewesen - geteiltes Leid ist halbes Leid. Im Laufe der Wochen entwickelte sie aber eine starke Abneigung gegen all das Kranke um sie herum, meinte, das mache und halte sie selbst krank, und sie war sicher, zu Hause werde sie viel schneller gesund.

In diesen Zusammenhang des Psychischen sollen auch Aussagen zur Sexualität gestellt werden. Ausführungen dazu finden sich in der Literatur nur sehr spärlich.

**20**
**Sexualität**
Ich zitiere hier den *Wegweiser für Betroffene und Angehörige aus Saarbrücken*:
*„Fragen zur Sexualität werden oft vom Betroffenen und seinem Partner nicht ange-*
*sprochen und auch als Teil der Rehabilitation oft vernachlässigt. Um daraus entste-*
*hende Probleme zu vermeiden, sollten eventuelle Fragen mit dem Arzt besprochen*
*werden.*
*Sobald sich der Gesundheitszustand stabilisiert und der Blutdruck sich normalisiert*
*hat, bestehen keine Einwände gegen die Wiederaufnahme sexueller Aktivität.*
*Grundsätzlich sollte jedoch zunächst der Arzt gefragt werden.*
*Verminderte sexuelle Aktivität hat meist psychische Ursachen. Dieses Problem kann*
*durch einen verständnisvollen Partner und eine eventuelle ärztliche Beratung gelöst*
*werden."* (Schlaganfall. Saarbrücker Winterbergkliniken. Stiftung Deutsche Schlaganfall-Hilfe 1996.)
Es fehlt nur der Hinweis: „Zu Risiken und Nebenwirkungen fragen Sie ihren Arzt oder
Apotheker!"

*„Die körperliche Belastung während des Geschlechtsverkehrs wird im Allgemeinen*
*überschätzt. Amerikanische Untersuchungen haben ergeben, dass während eines*
*Geschlechtsverkehrs die Zahl der Herzschläge im Durchschnitt kurzfristig auf etwa*
*110 bis 120 ansteigt, und das nur für etwa zehn bis fünfzehn Sekunden. Ebenso*
*kurzfristig steigt der Blutdruck auf einen Wert um etwa 200 bis 250 mm Quecksilber-*
*säule an. Diese Belastung entspricht ungefähr einer Leistung von 75 Watt auf dem*
*Fahrradergometer oder dem beschwerdefreien, flotten Treppensteigen über zwei*
*Stockwerke...*
*Manche Infarktkranke klagen über das Nachlassen der Manneskraft (Potenz) und*
*Liebeslust (Libido). Unter den Gründen für die eingeschränkte sexuelle Aktivität*
*überwiegt eine verminderte Lust zum Sexualverkehr. Einige Medikamente, vor allem*
*blutdrucksenkende Arzneimittel, können Potenz und Libido herabsetzen."*
(W Teichmann. Das Leben nach dem Herzinfarkt. München 1983, S. 83/4)

Dreimal wird in dem kurzen Wegweiser-Text auf den Arzt verwiesen. Ich weiß nicht
recht, wie der Arzt hier raten oder gar helfen soll. Die vage angedeuteten „psychischen Ursachen" sollten beim Namen genannt werden. Wie fühlt sich ein Mann bei
dem Gedanken an sexuelle Kontakte, wenn er halb gelähmt ist, Arm und Bein nicht
bewegen kann, seinen Körper insgesamt nicht in der Gewalt hat, sich nicht einmal
von einer Seite auf die andere drehen kann? Da sind Minderwertigkeitsgefühle und
Versagensängste wohl an der Tagesordnung. Da kommt der Arzt mit dem Hinweis,
*es bestünden keine Einwände...*, wohl kaum zum Kern des Problems.

Ist die Frau die Kranke, so liegen die „psychischen Ursachen" anders, werden aber
auch von Ängsten bestimmt sein: Wie geht der Partner damit um, über Tage, Wochen, Monate eine körperlich schwer, dann später leicht Behinderte als Sexualpart-
nerin zu haben? Auch hier werden Minderwertigkeitsgefühle und Versagensängste
eine große Rolle spielen. Da gibt es eine Fülle von tief eingesessenen Klischees,
Vorurteilen, Bildern, heute noch verstärkt durch Werbung und Medien, die hinderlich
sind. Und da hilft kein Arzt, da kann nur Liebe / intensive Zuneigung die eventuelle
Hemmschranke überwinden helfen. Offene Gespräche über die Probleme und Be-
findlichkeiten sind notwendig – zwischen den Partnern, nicht mit dem Arzt.

## 11. Planungen

Am 17.4. setzten wir uns bei einem Spaziergang zum Ausruhen auf eine Bank und sprachen darüber, wie wir die Zukunft organisieren sollten. Neben der Schule die Betreuung zu Hause - das würde eine sehr harte Zeit werden, das konnten wir jetzt einschätzen, wo wir sahen, wie viel Zeit es kostete, sich halbwegs ordentlich um die „Patientin" zu kümmern und an ihrer Rehabilitation zu arbeiten. Und hier gab es noch nicht einmal die Arbeit des Einkaufens, der Essenszubereitung, der Wohnungsreinigung etc. Auch für die Schule arbeitete ich hier nur ab und zu einige Stunden: Planungen für das Folgesemester, Hinweise für meine Stellvertreter in den Kursen, Post etc. Uns kamen ernste Zweifel, ob beides zu vereinbaren sein würde - wir verstanden unsere Töchter und ihre Einwände jetzt viel besser.

Die Alternative - ein Jahr Urlaub zu nehmen - war bereits diskutiert und verworfen worden. Erstens war ich in der Schule der einzige, der in die Vorbereitung des ersten Abiturs, das unsere Schule durchzuführen hatte, und in die Semesterplanungen eingearbeitet war, zweitens hatte ich zwei Kurse, die ein Jahr vor dem Abitur standen, und ihnen zu dem Zeitpunkt einen Lehrerwechsel zuzumuten, wäre nicht schön gewesen, und drittens hätte Urlaub einen Ausfall von sehr viel Besoldung bedeutet - woher sollten wir das Geld nehmen, um in der Zeit zu leben?

Auf besagter Bank kam mir die Kompromiss-Idee: Ich gehe auf halbe Stelle, behalte nur beide Abitur-Kurse und mache die Oberstufenverwaltung weiter. Dann fallen die genannten Probleme eins und zwei fort und auch drei wäre abzufedern: Ich bekäme zwar deutlich weniger Geld, aber damit müsste man ein Jahr lang zurechtkommen. Bei halber Stelle müsste genügend Zeit sein, um Hella neben der Schule zu Hause angemessen zu versorgen.

Die Idee gefiel uns zunehmend besser, je länger wir sie debattierten und je genauer wir sie ausmalten, die Stunden des Tages verteilten und mit Tätigkeiten für Hella, für die Schule, für den Haushalt, besetzten. Klar war, dass für Freizeit und Vergnügen nichts übrigbleiben würde, aber das war zu verschmerzen.

Der frühe Morgen bereitete Hella in der Planung Bauchschmerzen. Wenn das Duschen schon eine halbe Stunde dauerte, wann müssten wir denn aufstehen, damit wir fertig würden, ich sie nach Heikendorf in die Tages-Reha bringen und noch rechtzeitig um viertel vor acht in der Schule erscheinen könnte? Auf sechs Uhr kamen wir bei unserer kleinen Rechenaufgabe schon! Ich hatte nach dem derzeitigen Plan nur dreimal zur ersten Stunde zu erscheinen, möglicherweise ließe sich diese Zahl im Stundenplan des nächsten Jahres noch reduzieren, so dass das frühe Aufstehen sich also in Grenzen halten würde. An den Tagen mit späterem Unterrichtsbeginn für mich würde es morgens kein Zeitproblem geben.

Am selben Tag kamen unsere Schulleiterin H. und ihr Mann M. zu Besuch. Wir machten einen Spaziergang durch den Hafen - Schneereste sorgten für kalte Füße. Gegen Ende des Spaziergangs bat H. ihren Mann, mit Hella voraus ins Café unserer Klinik zu gehen, damit sie mit mir reden könne. Eine Kollegin, so vertraute sie mir ansagte sie mir, habe ihr von Unmut im Kollegium berichtet. Man meine, ich sei gar nicht krank, sondern nur wegen Hella in der Reha. Ich verzichtete bewusst darauf zu erfragen, wer so etwas gesagt hatte, um keine persönlich gezielte Aggression zu entwickeln, und antwortete ihr zweierlei: Völlig unabhängig davon, wer solche Reden führe, beeinflussten solche Äußerungen in keiner Weise meine jetzigen und zukünftigen Handlungen. Ich sei vom Arzt für vier Wochen krankgeschrieben und werde tun, was für Hella und für mich gesundheitlich wichtig ist, erst daneben und danach würde ich meine beruflichen Pflichten auch noch erfüllen, soweit das möglich sei. Zweitens: Wenn jemand mit solchen Aussagen zu ihr komme, dann möge sie doch einfach fragen, was die oder der Betreffende sich wünsche, dass ihr oder sein Partner tue, wenn ihr oder ihm ein Schicksalsschlag zustoße, wie er Hella getroffen hat.

Wir trafen M. und Hella oben in unserem Zimmer - das Café hatte geschlossen. Unsere beiden Gäste kritisierten die Einrichtung, alles sei recht simpel und lieblos, in ihrer Kur vor einem Jahr habe es ein ganz anderes Ambiente gegeben und das brauche man doch, wenn man schnell gesund werden wolle.

Ich teilte der Schulleiterin förmlich und offiziell mit, dass ich auf halbe Stelle gehen wolle - sie äußerte zwar starke Bedenken, eine halbe Stelle bringe bei meinen Funktionen kaum eine wirkliche Entlastung, war aber einverstanden, auch mit den geplanten Modalitäten. Nun musste noch das Ministerium zustimmen.

Leider gab es dann mit dem Antragspapier einige organisatorische Probleme, und erst am 5. Mai unterschrieb die Schulleiterin mein Gesuch, nachdem sie am Telefon noch einmal versucht hatte, mich von diesem Vorhaben abzubringen: Die notwendigerweise verbleibende Arbeit beanspruche viel mehr als die Hälfte der regulären vollen Arbeitszeit und die reduzierten Zahlungen würden uns sicher sehr beeinträchtigen. Ich blieb bei unserem Plan - die Argumente waren nicht neu. Das Telefonat deutete aber schon Probleme an, zu denen es dann später im Schulalltag auch kam.

Ich besuchte an einem Nachmittag die Schule, traf mich dort mit dem Schulleiter-Stellvertreter. Ich sagte ihm zu, bei der Unterrichtsverteilung und beim Stundenplan voll mitzuarbeiten, nahm auch den PC aus meinem Arbeitszimmer mit, um in der Klinik die organisatorische Vorbereitung zur Kursverteilung für die Kollegen und die Kurswahl der Schüler zu treffen. Er war erleichtert.

Die Planung aus der Ferne klappte nicht problemfrei, weil meine Hinweise und Bitten in der Schule nicht umgesetzt wurden, erleichterte aber doch das Arbeiten nach der Rückkehr.

## 12. Das Ende der Reha

Am 22. 4. kam Schwester S. - diejenige, die am ersten Tag die Anamnese durchgeführt hatte - zu uns und schlug vor, die Reha um vierzehn Tage zu verlängern. Das sei durchaus üblich und werde von fast allen Patienten wahrgenommen. Diese vierzehn Tage sollten unbedingt ohne den Ehemann stattfinden - Hella würde in dieser Zeit dann viel schneller und effektiver das Neugelernte trainieren und praktizieren. Ich, der Ehemann, nähme ihr viel zuviel ab und halte sie damit unselbständig. Dabei hatten wir nach der ersten Woche, in der ich tatsächlich gleich alle Handgriffe übernahm, wenn ich nur ahnte, Hella könne sie wünschen oder brauchen, verabredet, dass sie erst einmal versuchte, alles selbst zu erledigen, und nur wenn es nicht gelang, sollte sie mich rufen.

Schwester S. erzählte ausführlich von einer Patientin, die ganz und gar selbständig geworden war, kam richtig ins Schwärmen. Wir hatten so unsere Bedenken, sahen wir doch täglich ein Dutzend Patientinnen auf dem Flur sitzen, in Zeitschriften blätternd, sich langweilend. Sichtbare Fortschritte zur Selbständigkeit fielen da nicht ins Auge, auch nicht bei sehr genauem Hinsehen. Als letztes Argument kam in unglaublicher Verkennung der Problemlage: Ich käme doch wohl die vierzehn Tage zu Hause allein zurecht, oder?

Wir versprachen, das Thema zu diskutieren und das Ergebnis mitzuteilen. Hella saß am Fenster und schwieg dazu. Ich ließ sie. Erst am Abend brachte ich das Gespräch wieder auf dieses Thema. Hella war sich noch nicht ganz schlüssig, neigte aber zur Ablehnung, die sie am nächsten Tag dann auch deutlich aussprach. Nach gut sechs Wochen Klinik in Marbella, Kiel, Damp wollte sie einfach nur nach Hause. Und dass sie hier allein besonders effektiv gefördert werden würde – das war eine Illusion, wie sie inzwischen hinreichend beurteilen konnte.

Ich hielt mich bei der Entscheidungsfindung ganz zurück; natürlich wäre es für meine Arbeit in der Schule sehr hilfreich gewesen, zwei Wochen lang den Rücken frei zu haben, um vieles, was liegen geblieben war, aufzuarbeiten, aber das sollte nicht den Ausschlag geben - ich sprach es deshalb nicht einmal aus.

Als am 24. unser Freund S. anrief und uns zu einer Verlängerung riet (hatten da alte Drähte wieder schnell funktioniert, dieses Mal von der Klinik zu ihm?), teilten wir mit, unsere Entscheidung gegen die Verlängerung stehe bereits fest. Damit blieb es bei dem von Anfang an geplanten Entlassungstermin am 8.Mai.

Am 25.4. rief Anja an. Sie hatte sich um unsere Tages-Reha gekümmert, Prospekte schicken lassen und mit der Krankenkasse gesprochen. Sie war zu dem Ergebnis gekommen, dass die Tages-Reha unseren Bedürfnissen in keiner Weise gerecht werden könne, die Kasse werde wohl auch die Kosten nicht übernehmen wollen, so dass wir auf die Beantragung der so genannten „teilstationären Reha-Maßnahme" verzichten sollten. Die Empfehlung sei, jemanden für Logo, Neuro und Ergo ins Haus kommen zu lassen, das werde die Kasse bezahlen, eine Putzfrau eventuell auch.

Ich besprach diese neue Idee mit Hella. Glücklich war sie über die Tatsache, dass der morgendliche Zeitdruck wegfallen würde, weniger schön fand sie, dass sie dann oft allein zu Hause sein müsste, wenn ich in der Schule wäre - aber damit könne sie sich arrangieren, meinte sie.

Seit dem 29. April wurde ich darauf vorbereitet, Hella zu Hause selbst die notwendige Heparin-Spritze zur Blutverdünnung zu geben: Die Spritze wurde aufgezogen und bereitgelegt, eine Stelle am Bauch wurde mit einem Alkoholtupfer kurz gereinigt, dann mit Zeigefinger und Daumen der linken Hand zu einem kleinen Wulst zusammengedrückt. Nachdem der Kolben der Spritze soweit hineingedrückt worden war, dass ein erster Tropfen der Flüssigkeit austrat – somit keine Luft mehr in der Spritze war -, wurde die Nadel senkrecht und zügig in den Wulst gestochen, danach sehr langsam der Kolben heruntergedrückt, damit sich die Flüssigkeit gut im Gewebe verteilen konnte und kein schmerzhafter Druck entstand. Nach dem Herausziehen der Nadel war dann ein weiterer Tupfer kurze Zeit auf die Einstichstelle zu drücken - fertig. Am nächsten Tag zeigte mir eine andere Schwester den Vorgang noch einmal, und am 1.Mai setzte ich meine erste Spritze - erfolgreich, wie die kritisch zuschauende Schwester meinte.

Es zeigte sich dann, dass alle Liebesmüh ganz umsonst gewesen war. Am Tag vor der Entlassung wurde mir mitgeteilt, Hella solle, statt die Heparin-Spritzen zu bekommen, die viel bequemeren Aspirin-100-Tabletten schlucken.

---

**21**

Heparin und Aspirin sind **Thrombozyten-Funktions-Hemmer, Blutverdünner.** Sie sollen das Aneinanderkleben und das Verklumpen von Blutplättchen und somit die Bildung von Thromben und Embolien verhindern. Welches Mittel am empfehlenswertesten ist, war in letzter Zeit Gegenstand mehrerer Untersuchungen. Dabei hat sich die Azetylsäure (z.b. Aspirin) als ebenso wirksam behauptet wie andere Mittel.

Wer zu Magen-Darm-Geschwüren neigt oder Asthma hat, sollte auf Aspirin verzichten. Für sie kommen verschiedene Alternativen in Frage, die die verschreibende Ärztin / der Arzt kennen. Ich möchte hier keine Reklame für irgendein Präparat machen. Ein Thrombozytenfunktionshemmer bleibt nach einem Schlaganfall üblicherweise eines der Medikamente für das ganze spätere Leben.

---

Am Mittwoch, dem 7. Mai, ging ich in die Verwaltung hinunter und beglich meine Rechnungen: 730 DM hatte ich für die mir verordneten 'Anwendungen' zu bezahlen (dieses Geld würde ich durch Beihilfe und private Krankenversicherung ersetzt bekommen); 162 DM an TV- und Telefongebühren. 1736 DM für meine Unterbringung und Verpflegung zahlte ich aus eigener Tasche.

Am Morgen des 8. Mai - Christi Himmelfahrt oder auch Vatertag - reisten wir ab. Schnell ziehende Wolken und ein eisiger Ostwind machten uns den Abschied noch leichter, als er uns ohnehin war: Nach insgesamt knapp sieben Wochen war es Hellas dringendster Wunsch, einfach wieder unter Gesunden zu sein, in eigener Wohnung herumzugehen, im eigenen Bett zu schlafen.

Teil III: Wieder zu Hause

13. Eingerichtet

Wir hatten unterwegs beschlossen: Der Rollstuhl bleibt im Auto, im Hause werden alle Wege *gehend* erledigt. Also bewältigten wir erst einmal die Treppe - es ging recht gut. Bei der einen Hälfte war das Geländer an der richtigen - der linken - Seite, hier konnte Hella sich festhalten und fast alleine gehen. Der zweite Teil bot nur die Wand, hier sprang ich ein und half.

Die Wohnung war kalt und ungemütlich. Wir drehten alle Heizungen an, ich holte unsere Koffer nach oben, öffnete eine Flasche Sekt und wir feierten die Heimkehr. Hella war mit der Umstellung der Möbel, wie Anja und ich sie wegen der Bewegungsfreiheit mit dem Rollstuhl vorgenommen hatten, gar nicht einverstanden - sie war nun auch durch unseren Beschluss, den Rollstuhl nicht in die Wohnung zu lassen, nicht notwendig. Also stellte ich noch am selben Tag die alte Ordnung wieder her - eine recht anstrengende und schweißtreibende Arbeit, zumal Hellas Biedermeier-Sekretär ein gewaltiges Gewicht hat und ich ihn allein bewegen musste.

Wir versuchten von Anfang an, uns möglichst in den alten Bahnen weiterzubewegen. Dazu gehörte z.B. der gemeinsame Einkauf. Es stellte sich schnell heraus, dass es in den Geschäften kaum Probleme gab, man konnte mit dem Rollstuhl fast überall hindurch und heran und auch der Kassenbereich war gut zu bewältigen, weil meistens ein Kassendurchgang extrabreit für Kinderwagen und Rollstühle eingerichtet war. Schlechter war es da schon um die Busse bestellt, die wir dann auch bald vollständig mieden. Wir legten längere Wege mit dem Auto zurück. Dabei erwies es sich als sehr unglücklich, dass Hella zwar einen Schwerbehindertenausweis erhielt, aber nur den Typ B-G, der leider nicht das Recht zum Parken auf Behindertenparkplätzen einschließt. So waren oft lästig lange Wege in Kauf zu nehmen, und auf ein zugedrücktes Auge konnte man bei Hostessen und Polizisten und im Ordnungsamt nicht rechnen, wie wir schnell merkten. Der sichtbar hingelegte Schwerbehindertenausweis in Kombination mit dem gelösten Parkschein half gar nichts, wenn man für ein paar Minuten an nicht erlaubter Stelle gestanden oder die Zeit eines Parkautomatenscheines einige Minuten überzogen hatte.

Als weiterer Minuspunkt stellten sich die Gehsteige in Kiel heraus. Zu oft waren die Überwege noch nicht straßenniveaugleich angelegt, so dass ein dauerndes Kippen des Rollstuhls notwendig wurde, um die Höhenunterschiede zu überwinden. Außerdem bemerkten wir erst jetzt, in welch schlimmem Zustand manches Gehwegpflaster war; Hella wurde oft recht unsanft durchgeschüttelt. – Diese Zustände haben sich bis heute, 2018, sehr gebessert.

Am meisten machte uns allerdings am Anfang ein ganz andersartiges Phänomen zu schaffen: die Reaktion vieler - eigentlich fast aller – Passanten! Sie sahen den Rollstuhl auf sich zukommen, schauten hoch, schauten Hella ins Gesicht, guckten deutlich verunsichert fort - und wechselten die Straßenseite, gingen hinüber auf den anderen Fußweg.

Wir haben in dieser Zeit natürlich besonders intensiv darauf geachtet, wie es anderen Rollstuhlfahrern in 'unserer' Stadt ergeht; wir stellten fest, dass kaum jemals einer zu sehen war. Wo sind sie denn, die etwa eine Million Schlaganfallgeschädigten, von denen sicher einige Zehntausend einen Rollstuhl benutzen? Und hinzukommen müssen ja auch noch die Unfallgeschädigten, Querschnittsgelähmten, Beinamputierten und aus anderen Gründen auf den Rollstuhl Angewiesenen! Wir hatten zwar mehrfach gelesen und auch in Fernsehberichten darüber gehört und gesehen, wie schlecht man in Deutschland mit Behinderten umzugehen verstehe, wie sehr die meisten Leute verunsichert seien, wenn sie auf Behinderte treffen und wie weitgehend daher Behinderte in Deutschland versteckt würden oder sich selber versteckten, nicht in Restaurants und nicht auf der Straße erschienen, aber es am eigenen Leibe demonstriert zu bekommen, bewirkt dann doch eine sehr andere, schmerzhaftere Erfahrung. Wir gaben den Rollstuhl bereits vor den Sommerferien zurück und erledigten nun alle Wege zu Fuß - auch draußen, in Geschäften, Restaurants etc.

Die folgenden sechs Wochen, bis wir am 22. Juni 1997 nach Marbella in die Ferien fahren konnten, wurden die wohl anstrengendsten in unserem - vielleicht auch nur in meinem - Leben. Das Schuljahr ging dem Ende entgegen und brachte neben dem Unterricht in vier Kursen der Fächer Deutsch, Geschichte und Spanisch die üblichen Organisationsarbeiten, die in diesem Jahr allerdings schwieriger wurden, weil sich herausstellte, dass die aus der Klinik heraus begonnene Organisation der Kursverteilung für das folgende Jahr nicht geklappt hatte. Da die Verteilung der Kurse aber die Voraussetzung für den Einsatz vieler LehrerInnen ist, und der wiederum die Basis für die Stundenverteilung und somit für die Organisation des Stundenplanes, entstand ein enormer Zeitdruck, denn am Ende des Schuljahres sollte unbedingt ein fertiger

Stundenplan für alle siebzig KollegInnen stehen. Daneben musste der Haushalt organisiert werden, wie man weiß: mit Einkauf, Essenszubereitung, der Wäsche, dem Saubermachen etc. Zusätzlich war eine Fülle von Schreibarbeit mit Behörden, Versicherungen, Krankenkassen, Rentenstellen etc. zu erledigen. Und ganz nebenbei gab es auch noch Hella, die zu versorgen war, für die die notwendigen TherapeutInnen besorgt werden mussten, für die Zeit zum Reden, Zeit für zusätzliche Übungen, Zeit für das Schneiden der Fuß- und Fingernägel, dem Aufrollen der Haare, dem Eincremen und vielerlei Kleinigkeiten sein musste, die jeder von uns täglich an sich selbst verrichtet.

Besonders der frühe Morgen verlief recht flott - obwohl wir die Tages-Reha tatsächlich fortließen, wie Anja uns in der Klinik geraten hatte. Ich versuche hier einmal, den Verlauf im Detail anschaulich zu machen.

Um 6:30 Uhr stand ich auf, um 7:35/40 Uhr sollte ich gern in der Schule sein, um neu aufgetauchte Organisationsprobleme und Schülernöte behandeln zu können, bevor der Unterricht begann. Ich ging leise ins Bad. Dann kehrte ich ins Schlafzimmer zurück, weckte Hella, ging in die Küche, füllte Wasser in den Kessel und schaltete den Elektroherd ein. Ich kehrte ins Bad zurück, putzte die Zähne, ging nun wieder ins Schlafzimmer, um der wachen Hella auf die Beine und ins Bad zu helfen. Hier setzte ich sie auf die Duschhilfe in der Badewanne, drehte die Dusche auf, stellte sie auf eine moderate Temperatur ein und gab sie Hella in die Hand. Nun war wieder die Küche dran, die Butter und andere Esswaren wurden aus dem Kühlschrank geholt. Ich kehrte nun ins Bad zurück und rasierte mich, öffnete für Hella das Duschgel und war mit dem Rasieren fertig, wenn sie das Duschen beendete. Ich half ihr aus der Wanne und gab ihr das Handtuch. Während sie begann sich abzutrocknen, ging ich in die Küche und brühte den Kaffee auf, kehrte dann ins Bad zurück, um Hella den Rücken und die Beine abzutrocknen und ihr Zahnpasta auf die elektrische Zahnbürste zu streichen. Während sie sich die Zähne putzte, ging ich selbst unter die Dusche, trocknete mich ab und brachte dann Hella zurück ins Schlafzimmer. Dort holte ich ihre Sachen aus dem Schrank, die sie an diesem Tag anziehen wollte. Während sie sich anzog, ging ich in mein Arbeitszimmer an den Kleiderschrank, zog mich meinerseits an und deckte dann in der Küche den Tisch zu Ende. Danach schloss ich bei Hella die notwendigen Knöpfe oder Reißverschlüsse und stellte ihr die gewünschten Schuhe hin. In der Küche war nun der Toaster anzuschalten und der Kaffee einzuschenken. Danach war im Arbeitszimmer das Überprüfen der Schultasche an der Reihe, ein, zwei Sachen waren noch hineinzutun, dann konnte die Tasche geschlossen und im Flur bereitgestellt werden. Hella hatte inzwischen die Schuhe angezogen, ich konnte sie zubinden und mit ihr in die Küche gehen. Es folgte das Frühstück, wobei jeweils eine Toastscheibe für sie, eine für mich geschmiert wurde. Nach wenigen Minuten war das Frühstück vorbei, ich räumte die Sachen in den Kühlschrank bzw. in den Geschirrspüler, brachte Hella ins Wohnzimmer, verabschiedete mich und ging um 7.15 hinunter zum Auto.

In der Mittagszeit war ich wieder da, um etwas zum Essen zu bereiten und nach dem Rechten (und Linken) zu sehen. Nach etwa einer Stunde musste ich wieder los - unsere Schule ist eine Ganztagsschule, die erst um 16.00 ihre Pforten schließt.

Das meistgebrauchte Wort in dieser Zeit war das Adverb 'schnell'. „Hol mal schnell!", „Mach mal schnell!", „Kannst du mal schnell..." das waren die üblichen Redefloskeln. Zum Glück lernte Hella schnell - und die Hilfe beim Duschen und beim Abtrocknen, beim Zähneputzen und beim Anziehen war bald nicht mehr nötig. Auch das Zubinden der Schuhe mit einer Hand beherrschte sie - ich schaute in der ersten Zeit stets fasziniert zu, glaubte nicht, dass ich das auch hinbekommen würde, zumal mit der linken Hand! Meine Bindetechnik war eh' so kompliziert, dass Hella jedes Mal lachte - und ich hatte beide Hände zur Verfügung, um dieses kleine Knotenkunstwerk hinzukriegen. Wir überstanden diese Zeit gut - wie viel Kraft sie gekostet hatte, wurde mir erst einige Monate später durch Untersuchungsbefunde bei meinem Hausarzt klar.

Ich habe schon erwähnt, dass Hella recht zügig lernte, sich weitgehend selbst zu versorgen - bei der morgendlichen Toilette, beim Anziehen etc. Auch im Haushalt übernahm sie bereits nach einem Vierteljahr wieder die ersten Arbeiten: Sie bügelte, zuerst einfache, glatte Wäschestücke, dann aber bald auch lange Hosen und sogar Hemden. Natürlich dauerte die Arbeit doppelt so lange, brachte ihr aber doch ein Stück Befriedigung ein. Außerdem taute sie den Gefrierschrank ab, wischte die Fächer aus, räumte neu ein. Das Fegen des Fußbodens machte, da sie nur die linke Hand benutzen konnte, erhebliche Schwierigkeiten, das Absaugen der Teppiche war leichter. Wir richteten einen festen Putztag ein, bei dem ich einen großen Teil der Arbeiten übernahm, sie aber stets mitarbeitete. Im letzten Jahr in Deutschland hatten wir „fürs Grobe" sogar - auf Drängen unserer Kinder - eine Haushaltshilfe, um etwas mehr Zeit für unsere eigenen Bedürfnisse übrig zu haben, in Spanien machten wir die Arbeiten dann wieder allein, hier hatten u haben wir aber auch ausreichend Zeit dafür.

## 14. Mentales

Die größten Fortschritte gab es in der Zeit nach der Reha im mentalen Bereich. Das Gedächtnis kam Stückchen für Stückchen wieder, sie erinnerte sich an weit zurückliegende Details von Ereignissen, Reisen, Menschen. Namen waren plötzlich wieder da, beim gemeinsamen Anschauen alter Dias wusste sie ebenso viel damit zu verknüpfen wie ich. Als ihre Eltern uns zwei Jahre nach dem Tag X in Spanien besuchten, waren sie beim Betrachten von Fotoalben höchst erstaunt, was Hella alles zu den Bildern erzählen konnte; nur wenige Male musste ich mit Informationen aushelfen.

Im Herbst 1998 kam sie auf die Idee, abends mit mir Schach zu spielen. Sie wusste mit keiner der Figuren etwas anzufangen, lernte aber in drei Tagen ihre Bewegungsmöglichkeiten - das Pferd sprang allerdings manchmal noch zu sehr im Zickzack - und am Ende der Woche waren Spiele möglich, wenn sie sich auch weitgehend im Rahmen des „Räuberschach" bewegten.

Das eigene Lesen wurde schrittweise erweitert - von Zeitschriftenartikeln über Kurzgeschichten hin zu einfachen Romanen. Anfangs überprüften wir noch systematisch, was verstanden und behalten worden war, aber nach etwa einem Jahr wären solche Übungen albern gewesen. Heute liest Hella zwar immer noch nicht komplizierte lange Romane - ein 'Zauberberg' oder 'Der Mann ohne Eigenschaften' oder Dostojewski würden die Merkfähigkeit für Namen, Ereignisse und Zusammenhänge überfordern -, aber geht das nicht Millionen anderer, nicht vom Schlaganfall Betroffener, ebenso? Mit dieser kleinen Einschränkung kann man leben.

Im Frühjahr 1999 begann sie, auf unserer elektrischen Schreibmaschine zu schreiben. Die Versuche mit dem Schreiben am PC hatten wir aufgegeben, da es hierbei doch zu viele Möglichkeiten zu falschen Befehlen gab. Mit der Elektrischen ging es gut, sie erwies sich als hervorragendes Mittel, wieder in das Schreiben hineinzukommen. Anfangs übertrug sie Buchstaben für Buchstaben aus einem Buch über den Schlaganfall, dann gelang es, Silben, dann Wörter, dann kleine Sinnabschnitte zu erfassen, im Kopf zu behalten, wiederzugeben. Ich diktierte ihr nach einigen Wochen des Übens ein Gedicht, und siehe da, sie konnte jeweils einen ganzen Vers behalten und praktisch fehlerfrei niederschreiben. Sie war mit Recht sehr stolz auf ihre Leistung. Inzwischen schreibt sie auch kleine eigene Texte, Zusätze zu Briefen z.B., die ich an unsere Kinder schicke. Hier ist sie aber noch ziemlich unsicher und muss jeweils gebeten oder gar gedrängelt werden, etwas zu verfassen.

## 15. Die Sprache

Dieses Schreibmaschineschreiben kam erst als Wunsch auf, als die Sprachentwicklung weit genug fortgeschritten war. Hatte es in der Reha-Zeit an der Ostsee noch relativ große Probleme gegeben, so reduzierten sie sich im Laufe des ersten Jahres weitgehend darauf, dass sie den Artikulationsdruck nicht genau steuern konnte, ein wenig gepresst und nicht sehr laut sprach - und Wortfindeschwierigkeiten hatte, die weiterhin recht unterschiedlich von Tag zu Tag, manchmal von Stunde zu Stunde waren. Es gab und gibt Tage, an denen ein Außenstehender keine Beeinträchtigung merkt, und andere, an denen Hella einfachste Wörter nicht findet, unmutig abbricht.

Ein zweites Phänomen hat sich erhalten. Bei dem Formulieren von Bitten oder dem Erteilen von Aufträgen reduziert sich die Mitteilung auf den Kern, ist von Höflichkeits- oder Imperativformeln frei. Sie sagt also nicht: „Sei mal so nett und binde mir die Schuhe zu!", sondern es kommt lapidar: „Eben die Schuhe zubinden!" Meine - verabredete - Nachfrage („Wie bitte?") ergibt dann: „Die Schuhe zubinden!" - Und dann erst folgt: „Ach so, ja, binde mir doch bitte die Schuhe zu!"

Ein merkwürdiges Phänomen hielt sich sehr lange, verschwand praktisch nie. Der weiter unten beschriebene Muskelstimulations-Apparat, einfacher 'Stimulator' genannt, wurde von ihr dreimal am Tag angefordert - und dreimal am Tag fand sie das Wort nicht. Wir trainierten morgens schon, bildeten Satzreihen mit dem 'Stimulator' („Wo hast du meinen Stimulator hingelegt? - Dein Stimulator liegt im Schlafzimmer. - Kannst du mir bitte meinen Stimulator holen, ich möchte meinen Stimulator umhaben..." etc.). Mittags fehlte das Wort dann trotz und alledem!

Als ich sie beim Schreiben dieser Zeilen nach dem Elektroapparat für ihren Arm fragte, war das Wort weiterhin nicht abrufbereit. Ebenso erging es mit dem Wort 'Bandage', auch das war nicht hineinzubekommen. Ich legte uns - laienhaft - eine psychologische Erklärung dafür zurecht. Diese Wörter waren ihr zwar nicht gänzlich neu, gehörten aber vor dem Tag X nicht zu ihrem Alltagswortschatz; sie mussten also neu aufgenommen werden. Und da diese beiden Wörter zentral mit dem am meisten geschädigten Körperteil, dem Arm, zusammenhingen, funktionierte hier ein ganz einfacher Verdrängungsmechanismus: Das Gehirn weigerte sich, die Bezeichnungen für diese Hilfsmittel zu speichern, weil sie negativ besetzt waren, stets an die Behinderung erinnerten.

Als drittes ist im Bereich der Sprache ein schmerzlicher Verlust zu vermelden: Es geht um die in langen Jahren mit viel Fleiß und Mühe erworbene spanische Sprache. Schon in der Reha war sichtbar geworden, dass z.B. die Zahlen nicht parat waren.

Hier in Spanien kam es dann zu einer recht erstaunlichen Erscheinung. Die Lebensgefährtin unseres Hausbesitzers, eine Engländerin, pflegt mit uns spanisch zu sprechen, da wir nun mal in Spanien und nicht in England sind. Sie begrüßte uns also bei unserer Ankunft mit dem üblichen „Buenas tardes, qué tal?" (also: guten Abend, wie geht's?). Und Hella antwortete: „Guten Abend, danke, uns geht es gut." Sie hatte die spanische Aussage und Frage also verstanden, aber auf Deutsch geantwortet, ohne es zu merken. Das geschieht auch heute noch so, nach mehr als fünfzehn Jahren.

Lange Zeit wehrte sich Hella gegen mein Drängen, wieder etwas für ihr Spanisch zu tun. Sie weigerte sich nicht grundsätzlich, schob aber einen möglichen Beginn immer vor sich her: „mañana!" die spanische Formel für morgen, später, nie.

Am 28.3. 99 endlich war es soweit, dass aus dem 'mañana' ein 'ahora', ein „jetzt" wurde: Bei einer Autofahrt kündigte sie an, sie wolle wieder Spanisch lernen, gleich jetzt wolle sie anfangen. Und wir begannen mit einer Reihe von Substantiven, mit der Benennung der Dinge, die wir fahrend vom Auto aus sahen: die Straße, der Baum, das Haus. Eine Anzahl von Vokabeln erinnerte sie, viele mussten neu gelernt werden, nicht alles wurde im Langzeitgedächtnis gespeichert.

Hier ist noch sehr viel zu tun, wenn Hella wieder in die Lage versetzt sein will, beim Einkauf ihre Wünsche in Bezug auf das Fleisch zu formulieren, im Restaurant freundlich eine Bestellung aufzugeben, an kleinen Gesprächen teilzunehmen. Aber ein Anfang ist auch in dieser Sache gemacht. Leider ist nur sehr selten an diesen hoffnungsfreudigen Ansatz anzuknüpfen - das Lernen stagniert.

Nach zwei Jahrzehnten wird es Zeit, sich einzugestehen, dass es unmöglich ist, die verlorene Sprache wieder zu aktivieren. Inzwischen wissen wir aus vielen Berichten, dass wir mit diesem Problem nicht alleinstehen. Hellas Schlaganfall hat große Areale zerstört, in denen Sprache gespeichert wird – neben dem Spanischen auch das Englische, der Ort ist nicht identisch mit dem Speicher für die viel früher erlernte Muttersprache. Je älter der Betroffene ist, desto geringer sind die Chancen des Wiedererlernens.

16. Fortsetzung der Therapie

Gleich nach dem Nachhausekommen aus der Reha kümmerten wir uns um TherapeutInnen, die bei uns im Hause die Bemühungen der Reha-Klinik fortsetzen sollten; die Kosten dafür wurden ohne große Formalitäten von der Krankenkasse übernommen. Die Dame, die für Ergo zuständig war, konnte ihre Arbeit bereits nach zwei Monaten einstellen, weil kaum noch Neues im Bereich der Alltagsbewältigung zu lernen war. Die Logopädin verabschiedeten wir nach einem knappen halben Jahr; die Übungen waren uns zu schematisch geworden und brachten keine erkennbaren Fortschritte mehr.

Ganz anders erging es uns mit der Physiotherapeutin, die uns unser Hausarzt empfohlen hatte. Sie kam erstmals an einem Vormittag, als ich nicht im Hause war, wohl aber unsere Tochter Anja. Anja erzählte mir am Nachmittag voller Schwung und verhaltener Empörung, welch eine unmögliche, nassforsche Person das sei; sie habe Hella sofort derart heftig gefordert und überfordert, dass Hella gestürzt sei und sich recht weh getan habe. Die könnten wir auf keinen Fall nehmen. Hella widersprach nicht laut, war aber erkennbar anderer Meinung. Man einigte sich darauf, ihr noch eine Chance zu geben - und siehe da, nach wenigen Tagen waren R. und Hella ein Herz und eine Seele. R. hatte eine eigene Praxis in Kiel, die sie morgens um 9.00 öffnet. Dreimal in der Woche kam sie morgens um acht zu uns; da hatte sie dann jeweils bereits die Autofahrt von Eckernförde hinter sich - auch bei Glatteis und Schnee. Sie arbeitete mit Hella stets 50 Minuten, obwohl bei der Kasse nur die üblichen 30 Minuten abgerechnet werden konnten.

Es ging bei dieser Veranstaltung meistens sehr fröhlich zu; die beiden Damen hatten stets - besonders am Montag - eine Fülle von Neuigkeiten auszutauschen, die offensichtlich sehr lustig waren; ich hörte ihr Lachen - wenn ich nicht schon in der Schule war - bis in mein Arbeitszimmer. Sie trainierten den ganzen Körper, legten großen Wert darauf, das Gehen kontinuierlich zu verbessern und behandelten auch regelmäßig den Arm, an dem sich aber leider kein sichtbarer Fortschritt ausmachen ließ. Ganz wesentlich schien mir immer, dass diese Trainingsstunden sehr dazu beitrugen, Hella den Optimismus zu erhalten. Zwar ging es nur langsam voran, aber nach Grass („Der Fortschritt ist eine Schnecke") ist auch Galilei zu zitieren, der beim Verlassen des Inquisitionsraumes gesagt haben soll: „Und sie bewegt sich doch!" Er sprach von der Erde, bei uns galt die Aussage für Hellas psychische und physische Entwicklung - und als trotzige Zukunftshoffnung auch für die rechte Hand.

Für diese Hand und den ganzen Arm taten wir noch dreierlei. Wir kauften eine Bandage, die verhindern sollte, dass die Luxation (das Heraushängen aus dem Schultergelenk) immer noch zunahm, stellten aber schnell fest, dass dieses Gerät trotz des hohen Preises untauglich war. Eine Musterung aller Alternativen in den orthopädischen Fachgeschäften führte zu der Einsicht, dass es keine wirklich taugliche Bandage gab, die einerseits den Arm stützte, hochhielt, andererseits aber eine gewisse Beweglichkeit und Bequemlichkeit beibehielt. Ich setzte mich an die Nähmaschine und schneiderte unser Modell um, machte es mit Klettverschlüssen bequem handhabbar, wir merkten aber schnell, dass hier mein Talent überfordert gewesen war - auch diese veränderte Bandage tat ihren Dienst nicht in wünschenswerter Weise.

In dieser Situation wandten wir uns an einen orthopädischen Fachbetrieb, den ich hier namentlich nennen möchte, weil wir dort eine hervorragende Betreuung erhielten. Es ist die Firma Th.Württemberger & Partner in der Orthopädischen Universitätsklinik. Sie schneiderten für Hella eine maßgerechte Bandage, die sie - im Wechsel mit der später angefertigten Kopie - mehr als ein Jahr lang trug. Dieser Bandage ist es mit zu verdanken, dass die Luxation, die bereits 3,5 cm betrug (nach Aussagen des Orthopäden werde es bei 5 cm sehr problematisch, da sich Adern, Sehnen, Nerven nicht beliebig dehnen ließen), auf weniger als einen Zentimeter zurückgegangen ist.

Nach drei Jahren sahen wir allerdings, dass diese Bandage nur *eine* positive Auswirkung hatte, die allerdings damit erkauft wurde, dass wir den Arm viel zu wenig forderten, uns nicht genug um Bewegungstraining bemüht haben. Die zweite Bemühung hatte weniger Erfolg. Unser Freund S. schickte uns einen jungen Mann ins Haus, der dabei war, für eine süddeutsche Firma ein „Muskelstimulationsgerät" auf dem Markt einzuführen. Er stellte es so ein, dass die beiden mit Manschetten an Hellas Arm fixierten Elektroden in Sekundenabständen bestimmte Muskeln unter Spannung setzten und so dafür sorgten, dass die Hand sich öffnete und dann beim Rückgang der Stromspannung wieder schloss, um beim nächsten Stromstoß wieder geöffnet zu werden. Wir fanden das Gerät hervorragend und ließen es uns vom Arzt als Leihgabe verschreiben, als das halbe Gratisjahr abgelaufen war. Dieser Stimulator wurde ein sehr konstanter Faktor in unserem Alltag. Täglich dreimal legten wir ihn für zwanzig Minuten an - es konnte geschehen, was wollte, der Stimulator musste sein, morgens, mittags und am frühen Abend. Hella bestand darauf, weil sie sich große Dinge von der regelmäßigen Anwendung versprach.

Nach einem Jahr und dem dreimaligen Umtausch wegen technischer Defekte war die Begeisterung dahin. Wir schickten das Gerät an die Firma zurück und formulierten im Begleitbrief, wir seien nicht in der Lage, irgendeine Aussage über die Effektivität des Gerätes zu machen. Wir waren um eine Enttäuschung reicher.

Der dritte Ansatz bestand darin, dass wir eine zweite Therapeutin aufsuchten, von der wir über einen Bekannten wussten, dass sie seinen Arm erfolgreich behandelt hatte. Hella schwärmte anfangs von ihren gezielten Bemühungen, die sich ausschließlich auf den Arm konzentrierten, aber auch diese Therapeutin schaffte es nicht, dafür zu sorgen, dass der Arm irgendwelche Befehle des Gehirns ausführte.

Der Arm blieb und ist bis heute unser Sorgenkind. Er zeigte zwar manchmal gewisse Reaktionen, aber das ist leider zeitlich immer sehr begrenzt.

Einen Anlass zur Freude gab es am 14.4. 1999: Zu unseren Übungen gehört es, dass wir uns die Hand geben, das heißt, ich erfasse Hellas rechte Hand wie beim Guten-Tag-Sagen und lege ihre Finger entsprechend um meine Hand. Dann drücke ich ihre Hand und sie gibt im Kopf den Befehl zum Antwortdruck. Üblicherweise geschieht daraufhin gar nichts, obwohl sie in den letzten Tagen stets meinte, Daumen und Zeigefinger bewegten sich doch. An diesem Mittwochmorgen geschah tatsächlich etwas: Ich spürte deutlich einen leichten Druck der beiden Finger und konnte die Bewegung auch sehen. Nach dem Druck zitterten beide Finger ein wenig nach. Vier, fünf Mal war das zu wiederholen, dann geschah nichts mehr. Leider war die Übung auch am nächsten Tag nicht wiederholbar und unsere Freude, die mit einem HEUREKA im Tagebuch, so großgeschrieben wie eine Schlagzeile in der BILD, dokumentiert wurde, schlich sich wieder davon. Hier hatte sich zwar gezeigt, dass die Synapsen, die Schaltungen zwischen den Nervenzellen im Gehirn doch in der Lage waren, die notwendigen Nervenenden zu finden und somit Befehle auf den Weg zu schicken - und wenn das möglich war, dann konnte ein aktives Training beginnen, wie wir es beim Bein praktisch vom zweiten Tag an gemacht hatten - aber offensichtlich war das beim Arm eine Eintagsfliege und aus dem Fortsetzen und Ausbauen durch Training wurde nichts.

Die drei- bis fünfmalige Therapie pro Woche genügte uns nicht. Wir waren der Ansicht, dass Muskeln, wenn sie erst einmal willentlich aktiviert werden konnten, wie es dank der gezielten Therapie im ganzen Körper und in Teilen des rechten Beines möglich war, auch systematisch gefordert und trainiert werden könnten.

Wir gingen daher in ein Fitness-Center, ein vornehmes für Frauen. Die Leiterin machte eine Probestunde mit Hella und telefonierte dann mit R. Das Fazit war, dass sie Angst hatte, etwas falsch zu machen und sie Hella daher nicht in ihr Studio aufnahm. Mir sei es nicht gestattet, die Verantwortung und die Übungen zu übernehmen, da es ein Frauenstudio sei und ich deshalb die Übungsräume nicht betreten dürfe. Wir waren enttäuscht - ließen uns aber nicht entmutigen, gingen zu dem einfachen Studio, in dem Hella früher Mitglied gewesen war und in dem auch ich mich seit drei Jahren versuchte, fit zu halten.

Hier sprach ich mit dem Geschäftsführer, und siehe da, er war nicht nur bereit, Hella zu akzeptieren, sondern er war begeistert, dass jemand sich traute, bei so eingeschränkter Übungsfähigkeit dennoch zum Training zu kommen. Wir ließen uns von R. beraten, welche Übungen für Hella nützlich seien, hörten als Faustregel, dass alles gut sei, was der Spastik entgegenwirke, den Arm strecke und die Muskeln 'außen' stärke....Danach suchten wir uns unter den etwa dreißig Geräten zehn aus, die wir bei jedem Studiogang frequentierten.

Anfangs musste ich Hella von einem Gerät zum anderen führen, den Arm, das Bein festhalten, mit drücken, ziehen, heben, aber auch hier erwarb sie sich schnell eine gewisse Selbständigkeit, so dass ich bei unserem Aufenthalt auch einigermaßen zu meinen eigenen Übungen kam. Hella blieb zum Schluss noch ein Viertelstündchen vorn in einem Sessel sitzen und ich konnte meinen Übungskreis abschließen.

Natürlich guckte die und der eine und andere am Anfang ein wenig erstaunt, denn an solchen Orten sind 'Traumfiguren' häufiger als Behinderungen, aber wir wurden ganz schnell akzeptiert und integriert und ernteten sogar ab und zu ein anerkennendes und aufmunterndes Wort.

Dieses Zusatztraining motivierte Hella sehr und stärkte neben der Muskulatur ihr Selbstwertgefühl. Sie erzählte allen Leuten, sie mache jetzt schon Aerobic - merkte dann stets, dass da etwas nicht stimmte und ließ sich von mir helfen, korrigieren: Übungen im Fitness-Studio, in dem es auch Aerobic gibt - aber von einer Beteiligung an dieser Sportart waren (und sind) wir denn doch noch ein weites Stück entfernt. Als wir nach Spanien umgezogen waren, meldeten wir uns auch dort in einem Fitness-Studio an, in dem wir - nach Einweisung durch unsere dortige Therapeutin U. - das Training der Muskulatur fortsetzten.

Bevor wir zum ersten Mal nach der Reha in die Sommerferien nach Spanien fuhren, schaute ich mehrere Male bei der R.-Therapie zu, fragte nach dem Sinn vieler Übungen und nach der genauen Ausführung, führte sie selbst durch, ließ mich korrigieren, machte mir Notizen über etwa 25 der wichtigsten Abläufe. In Spanien trainierten wir dann fast jeden Tag eine Stunde lang, auf dem Gymnastikball, auf einer Decke, vor dem Spiegel. Diese Reha-Stunden, wie wir sie nannten, verliefen recht unterschiedlich. Ich habe täglich im Tagebuch festgehalten, wie Hella motiviert und bei der Sache war. Es gab Tage, an denen wir eineinhalb Stunden arbeiteten und viel Spaß hatten, auch Fortschritte in der Körperbeweglichkeit und in der Muskulatur der Beine, des Bauches etc. sahen, und es gab andere, an denen Hella lustlos war, nach zehn Minuten abbrechen wollte, schlapp reagierte, müde war - nicht immer hielten wir dann eine ganze Stunde durch, sondern brachen nach dem Minimalprogramm an Arm und Bein ab.

Diese Reha-Stunden führten wir auch in den folgenden Urlauben durch, waren aber später nicht mehr ganz so konsequent. Vom dritten Urlaub ab holten wir uns U. wieder ins Haus, und sie übernahm einen Teil der Arbeit und beriet mich in der Ausführung einiger Übungen.

Von Anfang an gehörte in Spanien auch das Laufen am Strand zu unserem Pflichtprogramm. Anfangs war Hella erst am Abend dazu zu bewegen, wenn die Touristen zum Duschen, Umziehen, Essen nach Hause gegangen waren und nur noch ein paar Träumer oder Pärchen im Sand lagen. Dann liefen wir dicht am Wasser, wo der Sand durch die Feuchtigkeit recht fest war, etwa 15 Minuten in die eine Richtung - üblicherweise in den Sonnenuntergang hinein - dann kehrten wir um und liefen dieselbe Strecke zurück. Dabei begutachteten wir jeweils die Spuren, die wir hinterlassen hatten; es waren deutliche, tiefe, lange Schleifspuren, die Hella mit ihrer rechten Fußspitze in den Sand gesichelt hatte. Unsere Bemühungen gingen nun dahin, diese Sichelspuren flacher und kürzer zu bekommen, und bei den Vorbereitungsübungen dafür im Hause merkten wir erst, welch ein komplexes Zusammenspiel vieler Muskeln funktionieren muss, damit man ordentlich geht. Wir hatten bald die Oberschenkelmuskulatur so weit, dass das Bein vorn gehoben werden konnte, aber die Streckergruppe für Unterschenkel und Fuß (M. Tirilis Antics), vorn außen neben dem Schienbein verlaufend, gehorchte lange Zeit keinem Befehl, so dass Hella die Fußspitze nicht heben konnte. Entsprechend bekam sie hinten den Fuß nicht vom Boden hoch, glich dieses Manko durch eine Sichelbewegung aus, bei der die Spitze des Schuhes jeweils über den Boden schleifte, bzw. die nackten Zehen durch den Sand. Viele Paar Schuhe haben wir zur Reparatur gebracht, um die vorn total abgeriebene Sohle zu ersetzen. Erst fast zwei Jahre nach dem Tag X gab es einen ersten erkennbaren Fortschritt in dieser Angelegenheit: Am 18.2. rief sie mich, um mir etwas Neues vorzuführen: Sie konnte erstmals deutlich die Zehen des rechten Fußes bewegen. Und erst nach mehr als zwei Jahren, am 28.5.99, gelang es, den ganzen Fuß anzuziehen, also den Tirilis Antics bewusst zu benutzen. Damit waren die physiologischen Voraussetzungen geschaffen, das Gehen zu verbessern - und daran arbeiteten wir dann Woche für Woche, Monat für Monat.

Ein Versuch, das Gehen zu effektiveren und zu erleichtern, sahen wir in der Benutzung eines Stockes. Damit bestand die Chance, dass Hella auch dann gehen konnte, wenn keine Gegenstände zum Festhalten da waren und ich sie nicht führte und stützte. Ihre Versuche, ohne Hilfe am Strand zu laufen, waren zwar einigermaßen erfolgreich, die Gleichgewichtsprobleme aber auch nach mehr als einem Jahr immer noch so groß, dass sie nur sehr langsam ging und alle paar Schritte nach dem neben oder knapp vor ihr gehenden Ehemann griff. Da musste doch ein Stock hilfreich sein. Ich schnitzte einen aus dem Stämmchen eines Avocado-Baumes, der bei uns im Garten vertrocknet war. Die Verzweigung zu den Wurzeln wurde so gestaltet, dass Hella sich hier mit dem ganzen Handballen aufstützen konnte. Unten wurde ein Stück Hartgummi aufgenagelt, um Rutschfestigkeit zu erreichen. Hella lief damit gleich allein eine Weile auf der Straße hin und her und war zu Tränen gerührt, was ich nicht recht verstand. Aber offenkundig war hierdurch wieder ein Stückchen Selbständigkeit und Freiheit erreicht worden.

Ein paar Tage später fand ich auf dem Flohmarkt einen Gehstock aus Metall, den man zusammenklappen konnte. Ein sinnreich eingebauter Gummizug sorgte dafür, dass die Teile sich sofort zu einer sicheren Einheit verbanden, wenn man den Stock beim Griff fasste und die Teile losließ. Ich hatte dieses Gerät mehr als kleinen „Geck" gekauft, aber Hella war von der ersten Minute an geradezu begeistert und benutzte den Stock bei vielen Gelegenheiten, nahm ihn bei allen Reisen mit. R. freute sich gar nicht, als Hella stolz ihre Gehhilfe vorführte. Der Stock sei „contraproduktiv", verführe dazu, das Gewicht falsch zu verlagern und sich nicht um eigenständiges Gleichgewicht zu bemühen. Seitdem kommen die Stöcke nur noch selten zum Einsatz.

## 17. Freunde (2)

Als wir nach der Reha-Zeit wieder zu Hause waren, setzten sich die zahlreichen Anrufe und Anfragen, wie es Hella gehe, fort. Als ich signalisierte, sie sei zwar noch nicht sehr beweglich, ihr Aussehen sei aber wieder das alte und sie könne auch - mit kleinen Einschränkungen - an Gesprächen teilnehmen, wurden wir wie früher zu den unterschiedlichsten Veranstaltungen - Geburtstagen, Kieler Woche-Abschluss, Parties aller Art - eingeladen. Ich fragte stets bei Hella nach, ob sie Lust habe, und meistens war ihre Antwort positiv, so dass ich die Einladungen annahm. Sehr oft - anfangs immer - geschah es dann allerdings, dass Hella spätestens am betreffenden Tage anfing, sich unwohl zu fühlen, gedämpfte Laune hatte, herumdruckste. Ich ahnte dann schon, was kommen würde. Wenn es abends so weit war, dass ich ankündigte, sie müsse sich nun langsam fertigmachen, umziehen, die Haare..., kam die Aussage: „Geh' du alleine hin, ich gehe nicht mit." Dann halfen auch keine guten Worte, sie blieb bei der Verweigerung. Dort seien zu viele Leute, sie möge sich noch nicht zeigen, sie könne an den Unterhaltungen noch nicht recht teilnehmen, aber beim nächsten Mal ganz gewiss... Ich rief dann entweder mit einer gesuchten Entschuldigung an und sagte ab, oder ich ging allein hin und erklärte, warum Hella nicht mitgekommen sei. Ich hatte dann auf diesen Veranstaltungen wenig Freude, war nicht locker und gutgelaunt, verabschiedete mich meistens auch schon vor elf, weil ich wusste, dass Hella zu Hause saß und wartete und ich eh' versprochen hatte, nicht später als um Mitternacht zu Hause zu sein. Welch eine Wandlung für den Freundeskreis, der die Kleins als bestgelaunte Partygäste in Erinnerung hatte, die immer zu denen gehörten, die als letzte gingen - wenn die Veranstaltung schön und interessant gewesen war.

Zwar brachte jeder - zumindest verbal - Verständnis für unsere Situation auf, aber dennoch trat recht schnell ein Wandel ein. Die Kleins waren nicht mehr 'in', sie waren keine Bereicherung mehr, sie erinnerten einen daran, wie schnell sich das Blatt wenden konnte, sie waren gewissermaßen das personifizierte 'memento mori' aus dem Barock - und sie gehörten deshalb schon bald einfach nicht mehr dazu, wurden nicht mehr eingeladen. Als uns das bewusst wurde, waren wir enttäuscht, erbittert, aber wir sahen ein, dass hier die Ursachen durchaus auch bei uns lagen, zumal die Einladungen von unserer Seite sich in sehr engen Grenzen hielten, weil ich beim besten Willen nicht die Zeit hatte, neben der Doppelbelastung von Schule und Haushalt samt 'Pflege' auch noch Parties zu organisieren.

Der weite Kreis der gesellschaftlichen Kontakte, der lockeren Freundschaften brach also schnell weg, es blieb eine Handvoll von wirklichen Freunden, die uns allein oder in ganz kleinem Kreis einluden, wo Hella hingehen mochte und den Abend einigermaßen genießen konnte, die auch Verständnis hatten dafür, dass Hella nicht mehr mitrauchte, keinen Alkohol trank, ich nach zwei Glas dankend ablehnte, weil ich stets fahren musste, wir kaum die alte strahlende Laune zeigten und auch gemeinsam früh den Nachhauseweg antraten.

Enttäuschend war auch eine zweite Entwicklung in demselben Bereich. Anfangs kamen viele alte FreundInnen spontan bei uns vorbei und erkundigten sich ausführlich nach unserem Befinden. Wenn sie sahen, unter welchem zeitlichen Druck ich stand und zu welchen Aktivitäten Hella andererseits schon in der Lage war, hörten wir häufig die Zusage, man werde regelmäßig kommen, sich zu Hella setzen, mit Hella einen Spaziergang machen, Hella etwas vorlesen, mit Hella ins Café gehen, Hella in die

Stadt zum Einkauf mitnehmen - um ihr etwas Gutes zu tun und mir ein Stück Freiraum zu verschaffen. Üblicherweise wurden die Versprechungen einmal realisiert, dann kam für die nächste Woche eine Entschuldigung mit Verschiebung um drei Tage, dann eine weitere Entschuldigung - und dann war bereits Gras über die gut gemeinte Absichtserklärung von vorgestern gewachsen. Wir erinnerten selbstverständlich niemanden daran, was sie doch angekündigt hatten, aber Hella war, so merkte ich in vielen Gesprächen, sehr enttäuscht, sehr verbittert - und nahm übel. Meine Entschuldigungsversuche, jeder habe in seinem Alltag genug zu tun, habe eigene Sorgen, fände nicht die Muße zu Freundschaftsdiensten an anderen, erreichten zwar ihr Gehirn und fanden dort auch schwache Zustimmung, ihre Enttäuschung und ihr Verletztsein wurden dadurch aber nicht gemildert.

In Spanien setzte sich diese Entwicklung fort. Viele mit gutem Grund erwartete Briefe aus Deutschland kamen nicht, spanische Freunde riefen nicht an, kamen nicht vorbei - wieder mit der Ausnahme weniger, wirklicher Freundinnen und Freunde. Ich merkte, wie sehr Hella unter dieser Tatsache litt und dass ihr Leiden aus Selbstschutz in Aggression umschlug. Sehr deutlich kam das z.B. an einem Donnerstag im Herbst zum Vorschein. Am Ende eines Tages, an dem wieder niemand angerufen hatte, obgleich Hella fest davon ausgegangen war, sagte ich, dann müssten **wir** uns eben bei den Leuten melden. Ihre Reaktion war schroff und kompromisslos: Ich rufe bei niemandem an, ich will auch gar keinen sehen!

Das gleiche wiederholte sich im Januar 1999, als wir nach Spanien umgezogen waren. Sie war wegen der grundlegenden Veränderungen unserer Lebenssituation in den ersten Tagen unseres Hierseins sowieso sehr unter Anspannung und latent aggressiv, und als ich dann noch vorsichtig anfragte, wie sie sich unsere Einweihungsfeier vorstelle und wie sie ihren Geburtstag Ende Januar gestalten wolle, bekam ich eine sehr patzige Antwort. Ich könne ja feiern mit wem ich wolle, sie mache nichts. Zum Geburtstag wolle sie niemanden sehen, am liebsten wegfahren, nicht erreichbar sein. (Wir fuhren dann in die Sierra Nevada und übernachteten in unserem Lieblingshotel. Ich lief ein wenig Ski, sie erhielt über unser Handy eine Fülle von Anrufen - und war ganz zufrieden.)

Meine Ankündigung, in den Folgemonaten von uns aus bestimmte eingeschlafene Kontakte wieder zu wecken, stieß auf Hellas Ablehnung. So führen wir denn ein sehr zurückgezogenes Leben - die Unterschiede zu früher, die Einbußen waren doch gravierend und schmerzhaft. Ich hatte allerdings weiterhin die Hoffnung, dass sich hier noch ein Wandel erreichen lässt - der aber auch von uns, von Hella ausgehen musste. *Wir alle* - so habe ich von meinem alten Freund Toni gelernt, *bedürfen der Gnade*, und diese Aussage hat nichts mit Luthers Gnadenlehre zu tun. Denn wie unser Herrgott mit der Gnade umgeht, das weiß ich - im Gegensatz zu Luther - nicht und vor allem kann ich es nicht beeinflussen. Wir haben aus dieser Aussage eine Forderung an uns selbst abzuleiten und diese Forderung ist sehr leicht zu artikulieren, wenn man den Kategorischen Imperativ Kants etwas salopp und auf die Situation bezogen formuliert: Da ich möchte, dass mir vergeben wird, wenn ich Fehler gemacht habe, soll oder muss ich auch anderen vergeben, wenn sie Fehler machen. Wir können und dürfen daher Menschen nicht gleich fallenlassen, nur weil sie in einer für uns alle nicht leichten Situation verunsichert waren und wenig glücklich oder gar falsch reagiert haben.

Das erste Gedicht, das ich Hella diktierte, als sie sich wieder im Schreibmaschine-schreiben übte, war das folgende:

**Hermann Hesse. Im Nebel**

Seltsam im Nebel zu wandern!
Einsam ist jeder Busch und Stein,
Kein Baum sieht den andern,
Jeder ist allein

Voll von Freunden war mir die Welt,
Als noch mein Leben licht war;
Nun, da der Nebel fällt,
Ist keiner mehr sichtbar.

Wahrlich, keiner ist weise,
Der nicht das Dunkel kennt,
Das unentrinnbar und leise
Von allen ihn trennt.

Seltsam im Neben zu wandern!
Leben ist Einsamsein.
Kein Mensch kennt den andern,
Jeder ist allein.

## 18. Papierkrieg um das liebe Geld

Die Kosten für die beiden Krankenhausaufenthalte und die AHB/Reha waren - erfreulich unbürokratisch - von der Krankenkasse übernommen worden. Ebenso lief es mit den Kosten für den Rollstuhl, die Armbandage, die TherapeutInnen, die Hella zu Hause besuchten. Unser Hausarzt stellte ein Rezept aus, wir zahlten einen gewissen Eigenanteil und dann ging alles seinen Gang. Schwieriger wurde es mit der Frage, wie Hella finanziell versorgt wird, wenn sie - vorübergehend - nicht arbeitsfähig ist. Hier entwickelte sich ein Papierkrieg, der zwar stets mit friedlichen Waffen ausgefochten wurde, aber einen ganzen Aktenordner füllt. Ich halte nur die großen Linien fest.

Während des Krankenhausaufenthaltes und der Reha erhielt Hella ihr Angestellten-gehalt von der Stadt Kiel weiter: Fortsetzung des Lohnausfalls bei Krankheit (bis zum 18.5.97). Am 16.5.97 teilte uns dann die DAK mit, Hella habe nun - vom 19.5.97 an - Anspruch auf Krankengeld, mit dem zusammen für sie auch die Beiträge zur Pflege-versicherung, zur Rentenversicherung und zur Arbeitslosenversicherung gezahlt würden. Nach dem Ausfüllen zahlreicher Formulare und mehrerer Nachfragen bei uns und unserem Hausarzt wurde uns das Krankengeld dann monatlich auf unser Konto überwiesen. Diese Zahlungen liefen insgesamt die maximale Zeit von 78 Wochen und endeten mit dem 2.10.1998.

Zwischendurch gab es allerdings ein Manöver, das dem Zweck diente, die Zahlungen von der Krankenversicherung auf die Rentenstelle - die Bundesanstalt für Angestellte mit Sitz in Berlin - umzulenken. Am 3.9.97, als bereits knapp vier Monate nach Beginn der Krankengeldzahlung, erhielten wir einen langen Brief, in dem es u.a. hieß:

*„Sie sind seit einiger Zeit arbeitsunfähig und erhalten Krankengeld von der DAK. Diese Leistung kann...nur zeitlich befristet gewährt werden. Dies gilt insbesondere dann, wenn die Erwerbsfähigkeit des Mitgliedes nach ärztlichem Gutachten erheblich gefährdet oder gemindert ist. In diesem Fall ist es nach den gesetzlichen Bestimmungen (§51, Abs. 21 des Sozialgesetzbuches) unsere Aufgabe, das Mitglied zu bitten, innerhalb von zehn Wochen beim Träger der gesetzlichen Rentenversicherung Rehabilitationsmaßnahmen zu beantragen. Ein solcher Antrag gilt als Antrag auf Rente, wenn Erwerbs- oder Berufsunfähigkeit vorliegt und eine erfolgreiche Rehabilitation nicht zu erwarten ist...*

*Beachten Sie bitte, dass der Antrag bis spätestens am 17.11.97 zugegangen sein muss, weil sonst über diesen Tag hinaus kein Krankengeld gezahlt werden kann."*
Wir stellten den geforderten Antrag umgehend - am 5.9.97. Nach Gesprächen mit der Rehabilitationsberaterin in der DAK, Besuchen (mit anschließendem Gutachten) bei unserem Hausarzt, Besuchen beim Amtsarzt der Bundesanstalt (mit anschließendem Gutachten, das wir nicht zu sehen bekamen, das aber Grundlage für die Ablehnung wurde), und zahlreichen Anrufen in Berlin bei der BfA erhielten wir am 5.1.98 - also genau ein Vierteljahr später - den Bescheid, in dem es hieß: *„Ihrem Antrag auf medizinische Leistungen zur Rehabilitation kann nicht entsprochen werden. (Sie)...kommen nur in Betracht, wenn ... bei geminderter Erwerbsfähigkeit diese wesentlich gebessert oder wiederhergestellt oder der Eintritt von Erwerbsunfähigkeit oder Berufsunfähigkeit abgewendet werden kann....Diese Voraussetzungen liegen bei Ihnen nicht vor, da Ihre Leistungsfähigkeit im Erwerbsleben durch medizinische Leistungen zur Rehabilitation leider nicht wesentlich verbessert oder wiederhergestellt werden kann."*

Hella weinte - und wir legten umgehend Widerspruch gegen diesen Bescheid ein, fügten ein Gutachten eines Neurologen bei, der Hella untersucht hatte - und erhielten am 29.4.98 - wieder ein Vierteljahr später - den endgültigen Ablehnungsbescheid.
*„Die Prüfung Ihres Antrags hat ergeben, dass Ihre Erwerbsfähigkeit bereits so stark gemindert ist, dass Sie **erwerbsunfähig** sind ...Auch wenn Sie keinen Rentenantrag gestellt haben, sind wir ... verpflichtet, Ihren Antrag auf Rehabilitation als Antrag auf Rente zu behandeln..."*

Hella weinte. Es war für sie ein Schock, so bürokratisch nebenbei mitgeteilt zu bekommen, dass sie nun nicht mehr tauglich für die Arbeitswelt sei und als Früh-Rentnerin abgeschoben werden sollte.

Es folgten Wochen und Monate, die uns mit Details zum Antrag auf Rente beschäftigten. Das Ausfüllen der verschiedenen Formulare und das Beibringen der notwendigen Belege und Dokumente waren nicht ganz leicht, da Hella keine sehr einfache Berufslaufbahn hinter sich hatte. Da war zuerst die Zahnarzthelferinnenlehre, dann die Beschäftigung bei vier verschiedenen Ärzten in drei verschiedenen Städten, es folgten Jahre der Kindererziehung, dann - nach einem Externen-Examen - Jahre als Kindergärtnerin, dann als Erzieherin an einer Gesamtschule, Arbeit in Valencia an der Deutschen Schule, ein Jahr an der Fachhochschule für Sozialpädagogik, ein Jahr Praktikum als Raumausstatterin, Jahre an der Deutschen Schule in Marbella, dann wieder Arbeit als Erzieherin an einer Gesamtschule. Im Ausland waren nur zeitweise Abgaben zur Rentenversicherung gezahlt worden, die Zeit der Kindererziehung wurde für die Rente anders angerechnet als die Fortbildung an der Fachhochschule etc. - es war also eine höchst komplizierte Veranstaltung, ihre Rente auszurechnen. Einfach war allerdings die Zwischenbilanz, die wir „schon" am 10.9.98 erhielten, und die sich auf die Rente wegen Erwerbsunfähigkeit bezog, die Hella eventuell anstelle des Krankengeldes beziehen konnte.

*„Rente wegen Berufs- bzw. Erwerbsunfähigkeit enthält der Versicherte, der...in den letzten fünf Jahren vor Eintritt der verminderten Erwerbsfähigkeit drei Jahre Pflichtbeitragszeiten hat...Im...maßgebenden Zeitraum vom 25.3.92 bis 24.3.97 sind nur 31 Monate mit Pflichtbeiträgen belegt....(Damit sind) die Voraussetzungen nicht erfüllt."*

Wir fragten an, ob es möglich sei, die fehlenden Beiträge für die fünf Monate freiwillig nachzuentrichten, erhielten aber eine negative Antwort. Somit gab es keine Rentenzahlung aus Berlin und in wenigen Wochen - am 2.10.98 - stand die Einstellung der Zahlung des Krankengeldes bevor. Unsere Anfrage, ob sie beim Arbeitsamt eine Chance auf Unterstützung habe, wurde negativ beschieden: Dazu müsse sie vermittelbar sein und das sei sie wegen der festgestellten Erwerbsunfähigkeit eben nicht. Damit war das Ende aller Zahlungen in Sicht.

Für solche Fälle hat unser soziales Netz die letzten Maschen bereit: das Sozialamt. Natürlich war das für uns kein Thema, denn schließlich verdiente ich mein (wenn auch wegen der halben Stelle reduziertes) Gehalt, von dem wir beide einigermaßen angemessen leben konnten, aber wir waren doch schockiert bei dem Gedanken, wie schnell ein Mensch, der sein Leben lang ordentlich gearbeitet hat, plötzlich zum Sozialfall werden konnte.

Noch ein Thema war Hellas Krankenversicherung. In den letzten Jahren war sie als Angestellte bei der DAK pflichtversichert gewesen. Damit war nun Schluss, seit sie nicht mehr arbeitete. Böses ahnend, hatte ich der DAK mitgeteilt, ich zahle die Beiträge auf alle Fälle selbst privat weiter, damit ihr Versicherungsschutz zu jeder Zeit gewährleistet sei. Gleichzeitig mit dem Antrag auf Rente war auch ein Antrag auf Aufnahme in die Krankenversicherung der Rentner gestellt worden. Am 30.7.98 teilte uns die DAK mit, dieser Antrag sei abgelehnt, da bestimmte Voraussetzungen nicht erfüllt seien, Hella könne aber freiwilliges Mitglied werden.

Da ich in dieser Zeit vorzeitig pensioniert wurde und Hellas eigenständige Pflichtversicherung geendet hatte, wurde sie bei mir von Staats wegen wieder in die Beihilfe aufgenommen, das heißt das Land übernimmt 70% ihrer entstehenden Krankenkosten. Somit brauchten wir nur noch 30% selbst abzudecken, um voll versichert zu sein. Ich schrieb also an meine private Krankenversicherung, in der auch Hella und die Kinder zwei Jahrzehnte versichert gewesen waren, und bat um Versicherung der 30%. Die Antwort war klar. *„Ihren Krankenversicherungsantrag für Ihre Frau können wir nicht annehmen. Die Kosten, die durch die vorhandenen Erkrankungen entstehen würden, können nicht durch einen Beitragszuschlag ausgeglichen werden. Auch eine deutliche Abgrenzung durch einen Leistungsausschluss ist nicht möglich."*

Also meldete ich mich wieder bei der DAK. Eine Versicherung von 30% sei nicht möglich, sagte man mir, es gebe nur ein ganz oder gar nicht. Also bissen wir in den sauren Apfel und zahlten nun den vollen Versicherungsbeitrag, der bei 500 DM monatlich lag. Private Arztrechnungen werden von meiner Beihilfestelle zu 70% übernommen - und die DAK zahlt uns - ein solches 'Agreement' ließ sich herstellen - die restlichen 30%.

Mit der DAK Kiel machten wir insgesamt sehr gute Erfahrungen. Wir erkannten in allen Angelegenheiten das Bemühen, im Rahmen der Vorschriften das Beste für uns zu erreichen. Was den Umgang miteinander leicht machte, war die - man sollte meinen selbstverständliche - Tatsache, dass jeder Brief einen Sachbearbeiter-Namen trug und die Durchwahlnummer. So ließen sich sehr schnell direkte Kontakte aufnehmen und man hatte auch gleich die oder den (in Grenzen) Verantwortlichen für eine Entscheidung vor sich. Ich betone diese Tatsache, weil es in der Berliner Behörde, der BfA, ganz anders zugeht. Dort erhält man Briefe, die unterzeichnet sind mit *„Dieser Bescheid ist maschinell erstellt und deshalb auch ohne Unterschrift wirksam."* Ende. Man wendet sich also in seinen Antworten an irgendwelche 'ver- und geehrten Damen und Herren' und wird am Telefon an irgendjemanden weitergereicht, wenn man der Vermittlung die Aktennummer genannt hat, unter der Hella verwaltet wird. Fragt man dann, wer z.B. hinter dem unpersönlichen Ausdruck *„Die Prüfung Ihres Antrags hat ergeben..."* stecke und wo die Gründe für die Ablehnung lägen, so hört man, das mache der medizinische Dienst, die Gründe kenne sie/er nicht. Nein, mit jemandem von diesem Dienst könne man nicht verbunden werden. Nein, ein Besuch im Amt sei sinnlos, man lasse niemanden zu diesen Leuten vor. Ende.

Den vorletzten Kontakt mit dieser Behörde gab es um die Jahreswende. Ich hatte darum gebeten, uns die Altersrente für Hella auszurechnen, und einen umfangreichen Katalog erhalten mit allen Angaben zu allen Beschäftigungen und deren Anerkennung oder Nichtanerkennung für die Rentenhöhe. Dazu hatte man eine Broschüre gelegt, mit deren Hilfe ich nun die Rente berechnen sollte.

Ich schrieb daraufhin am 13.11.98: *„Sie verweisen zur Berechnung der Rentenhöhe auf die Seite 6 der 'Broschüre über die Rentenberechnung' - damit haben ich Probleme. Ich soll Entgeltpunkte zusammenzählen und dann mit dem aktuellen Rentenwert multiplizieren: Das kann ich nicht, da ich Ihren Rentenberechnungen nicht entnehmen kann, wie viele solcher Entgeltpunkte aufgelaufen sind. Seien Sie doch bitte so freundlich und schreiben Sie uns zwei ganz einfache Zahlen auf: a) Ab wann erhält meine Frau eine Altersrente? Und b) Wie hoch wird diese Rente nach jetzigem Stand sein?"*

Bereits zwei Monate später (am 15.1.99) erhielten wir die handschriftliche Antwort, man habe noch eine Auskunft des Versicherungsträgers in Valencia angefordert. Wenn die eingetroffen sei, *„erhalten Sie eine komplette Rentenauskunft, aus der die Rentenhöhe sowie der Beginn der verschiedenen Altersrenten hervorgehen."* Und der Vordruck enthielt unten den Zusatz: *„Wir werden weiterhin eine baldige Erledigung anstreben und bitten Sie, sich bis dahin zu gedulden."*

Der Fairness wegen muss gesagt werden, dass dieser Brief namentlich unterzeichnet ist - er enthält ja aber auch keinen Bescheid. Die angekündigte Auskunft - ein offizieller Bescheid, und auch dieser mit einem Namen versehen - kam am 8.6.99. Mit Beginn vom 1.3. 2006 wird meine Frau die stolze Rente von 343,48 DM monatlich erhalten - wenn unsere Regierung die Renten nicht noch erhöht, was sich dann in einer Steigerung auf vielleicht 360 oder gar 370 DM auswirken könnte.

Nun muss noch über das Thema Pflegegeld berichtet werden, das wir mit der DAK abzuhandeln hatten.

Im Zusammenhang mit dem Antrag, uns TherapeutInnen im Hause zu bezahlen, beantragten wir auch Leistungen nach dem Pflegeversicherungsgesetz. Am 21.7.97 kam eine Ärztin vom medizinischen Dienst der Krankenversicherungen zu uns nach Hause und begutachtete Hellas Pflegebedürftigkeit. Kurz darauf wurde uns mitgeteilt, dass Hella der Pflegestufe I zugeordnet sei und sie vom 14.5.97 an monatlich 400 DM erhalte.

Ein Jahr später gab es eine neue Untersuchung und dann die überraschende Mitteilung: *„Am 21.09.98 fand ...eine Nachuntersuchung statt. Aufgrund des uns vorliegenden Gutachtens besteht keine Pflegebedürftigkeit mehr, so dass wir beabsichtigen, Ihnen die Pflegestufe I abzuerkennen."* Das Gutachten mit der Einschätzung von Hellas derzeitigen Fähigkeiten und Fertigkeiten war beigefügt (auch hier ein erfreulicher Gegensatz zur Arbeit der BfA). Ich setzte meine Einschätzung dagegen und bat um Verlängerung der Pflegegeldzahlungen. Daraufhin wurde eine erneute Begutachtung geplant, und bis dahin zahlte man weiter. In der Zwischenzeit gingen wir nach Spanien, und man teilte uns mit, auch dort könne die Begutachtung vorgenommen werden. Der neueste Brief vom 19.5.99 besagt dann, in Spanien sei das zur Zeit doch nicht möglich, man wolle sie durchführen, wenn wir uns im Sommer wieder in Kiel aufhalten - und diese Zweitbegutachtung in Kiel führte dann endgültig zur Aberkennung der Pflegebedürftigkeit.

Den Abschluss dieses Kapitels soll die erfreuliche Mitteilung bilden, dass die DAK meiner Frau zwei Jahre nach der AHB/Reha eine zweite Reha, eine Kur genehmigte. Sie erhielt von Mitte Juni ab die Chance, noch einmal einen Monat durch intensives Training das Gehen zu verbessern und vor allem möglicherweise den Arm zu aktivieren. Hella setzte große Hoffnungen auf diesen Klinikaufenthalt in ***. Wir dankten unserem Hausarzt und dem Sachbearbeiter herzlich, dass sie das möglich gemacht hatten.

## 19. Psyche (2)

Die Probleme, die sich in der Reha-Zeit angedeutet hatten, setzten sich fort. Hella konnte und wollte sich mit ihrer Situation nicht abfinden, und daraus resultierten je nach Gemütslage, die durch unerfindliche äußere Faktoren mit beeinflusst waren, mal positive Effekte, mal negative. Überwog ihr Optimismus, war sie gut gelaunt, dann machte sie bei den Übungen in den Reha-Stunden aktiv mit, war motiviert, am Strand zu laufen, einkaufen zu gehen, Freunde einzuladen oder zu besuchen. In solcher Stimmung war sie auch sicher, bald ganz normal laufen und den Arm benutzen zu können, die letzten Sprachprobleme zu bewältigen.

Zum Glück überwogen diese Phasen deutlich. Sie machten den Alltag erträglich, zeitweilig sogar schön und ließen mit einiger Zuversicht in die Zukunft schauen. Daneben gab es aber auch dunkle Stunden - und es ist leider so, dass sich diese Ausnahmesituationen stärker einprägen als der freundlich verlaufende Alltag. Einige dieser Situationen sollen hier geschildert werden, damit andere Betroffene, wenn ihnen Ähnliches geschieht, wissen, dass sie keine Ausnahme erleben, dass solche Ereignisse und Verhaltensweisen zu den Folgen des Schlaganfalls gehören.

- Nach einigen Monaten sagte sie mir, sie müsse mit mir reden. So gehe es nicht weiter: Sie gebe ja gar kein Geld aus und fordere deshalb Taschengeld, zumal ich in der letzten Zeit einiges für mich 'privat' verbraucht habe - ich hatte dreimal Golf gespielt und dafür etwa 180 DM bezahlt. In unseren 35 Ehejahren hatte es durchaus Probleme gegeben, aber nie ums Geld. Wir hatten stets beide Zugang zum gemeinsamen Konto, auf das alles verdiente Geld einging, jeder gab aus, was er für den Haushalt, die Wohnung, sein Auto, seine Kleidung, seine Hobbies glaubte ausgeben zu müssen. Keiner brauchte Rechenschaft abzulegen. Größere Anschaffungen wurden gemeinsam vorher verabredet. Entsprechend überrascht war ich daher von ihrer Forderung. Ich sagte ihr folgendes: Ich sähe das Geld, das ich zur Zeit durch das Erteilen von Unterricht verdiente, als mein Taschengeld an, und da sie im Augenblick nicht selbst einen solchen Nebenverdienst habe, bekomme sie dieselbe Summe zu ihrer freien Verfügung. Ich legte ihr das Geld auf den Tisch. Es blieb ohne Kommentar dort liegen, befand sich am nächsten Tag wieder in unserer gemeinsamen Geldkassette - und war lange Zeit kein Thema mehr. (Ich begann dann nach einiger Zeit, jedes Mal die Hälfte meiner Einkäufe aus dem Unterricht an sie abzugeben - das wurde freundlich akzeptiert. Als dann endlich die Altersrente gezahlt wurde, bekam sie diese rund 220 Euro als Taschengeld zu ihrer Verfügung.)

- Kurz nach unserem Umzug räumte ich in unserer Küche das Geschirr, die Esswaren, die Vasen etc. so um, dass ich meinte, nun optimalen Zugriff zu den häufig benutzten Dingen zu haben. Sie schaute sich das in Ruhe an und fragte dann, ob ich jetzt das Kommando in der Küche übernommen hätte. Ich sagte, es sei doch wohl sinnvoll, dass ich die Ordnung nach meinen Bedürfnissen gestalte, da ich doch den Löwenanteil der Arbeit erledigte. Sie schwieg, aber als ich am nächsten Tag vom Einkaufen nach Hause kam, war die alte Ordnung – ihre Ordnung - wiederhergestellt. Ich lebe nun mit mancher unpraktischen Lösung, die aber aus Prestigegründen um jeden Preis beibehalten wird; jede Diskussion darüber ist ohne Sinn.

- Eines Tages wollte sie nicht mit zum Einkaufen. Gutes Zureden und Bitten half nicht. Als Begründung kam schließlich: Sie habe keine Lust dazu, da ich sie beim Einkaufen sowieso immer allein mit dem Wagen herumlaufen lasse und mich nicht um sie kümmere, sondern selbständig Waren aussuche und sie dann zu ihr in den Wagen bringe.

- Mit meinem Einkaufen ist sie fast grundsätzlich nicht einverstanden: Ich sei geizig, kaufe nie qualitativ hochwertige Ware und vor allem auch nicht genügend. Besonders wenn Gäste kommen, müssen es sieben Sorten Käse zum dritten Gang sein - auch wenn wir dann stets eine Woche mit dem Übriggebliebenen zu kämpfen haben, bis wir schließlich kapitulieren, einen Teil für einen Auflauf verwenden und den Rest dem Mülleimer überantworten.

- Den Tisch decke ich fast nie hübsch genug, mein Essen schmeckt bestenfalls mittelmäßig, meine Gründlichkeit beim Saubermachen reicht nicht hinten und vorne, ich kümmere mich zu wenig um den Haushalt, um unsere Freunde, unsere Verwandten - und vor allem um sie....

Neben 'Kleinigkeiten' dieser Art gab es zwei Probleme, die mir wirklich zu schaffen machen: die Wutausbrüche und die Selbstmorddrohungen. Über lautes und verbal aggressives Verhalten bei Menschen, die vor dem Schlaganfall überhaupt nicht zu solchem Verhalten neigten, hatten wir schon in Dietrich Peinerts Buch 'Aus dem Gleichgewicht' (z.B. auf Seite 64) gelesen, nun erlebten wir es selbst, nicht ständig, aber doch einige Male, mit einer Steigerung, die uns beiden Angst machte.

Hella hatte nach dem Schlaganfall einen starken Hang zu festen Ritualen entwickelt und einen sehr engen Ordnungssinn, der zum Beispiel dazu geführt hat, dass ich jedes Mal zurechtgewiesen werde, wenn ich irgendwo etwas liegengelassen oder eine Schranktür oder Schublade nicht korrekt geschlossen habe. Das muss dann umgehend in Ordnung gebracht werden. Als ich einmal zu widersprechen wagte und sagte, ich mache das gleich, wurde ich angeschrien, es habe sofort zu geschehen. Wie oben beim Geld muss ich auch hier sagen: Das war in 35 Ehejahren bisher nicht vorgekommen - und Hella war selbst erschrocken und entschuldigte sich eine halbe Stunde später: Sie wisse auch nicht zu erklären, wie das habe passieren können.

Nicht nur ich erlebte solche Ausbrüche, auch Anja war einmal die Leidtragende. Wir hatten eine bestimmte Arbeit verabredet, die Hella nicht besonders schätzte, mit der sie sich aber einverstanden erklärt hatte - es ging um das Ausbessern und Streichen alter Balken in unserer Kate. Zwei Tage nach der Vereinbarung ging Anja tatsächlich an die Arbeit und Hella bekam sichtbar schlechte Laune. Als Anja nachfragte, tobte Hella los, stampfte mit den Füßen auf, schrie, weinte, war gänzlich außer sich. Anja solle sofort mit der unsinnigen Arbeit aufhören. Der Hinweis auf ihr gegebenes Einverständnis erhöhte nur noch ihren Zorn. Anja war vollkommen verwirrt, weinte ihrerseits - ich hatte große Schwierigkeiten, den Frieden wiederherzustellen. Eine Erklärung bekamen wir nicht, fanden auch von uns aus keine.

Den Höhepunkt solcher Erscheinungen erlebte ich am 23. März 1999. Ich hatte nachmittags einen Unterricht angenommen, der mich an vier Nachmittagen nach Marbella verpflichtet hätte. Hella hatte sich gar nicht begeistert gezeigt, dass ich viermal für zwei Stunden außer Haus sein würde.

Während ich noch die Spätnachrichten im TV verfolgte, ging Hella schon - missgelaunt - ins Bett. Gegen zwei Uhr wachte ich mit einem unwohlen Gefühl auf: Hella war nicht im Bett. Bevor ich aufstehen und nach ihr sehen konnte, kam sie herein, stellte sich an ihre Bettseite und schrie - nein, sie schrie nicht einfach, sie brüllte nach Leibeskräften: „Uuaaaaah!" Lange. Bestimmt fünf, sechs, sieben Sekunden. Dann schrie sie: „Lass mich in Ruhe, du!" Ich kann mich nicht erinnern, jemals eine so ‚dicke' und langanhaltende Gänsehaut gehabt zu haben wie in den folgenden langen Minuten. Ich blieb aber ruhig und fragte: „Was ist denn? Was habe ich dir denn getan?" Keine Antwort. Sie legte sich ins Bett und sagte nach ein paar Sekunden relativ ruhig: „Es regnet und du hast das Schiebedach im Auto offengelassen." Ich fragte noch einmal, was denn los sei, was ich ihr getan hätte - es kam keine Antwort. Ich lag hellwach, wusste nicht aus noch ein. Erst als ich sie um halb vier ruhig atmen hörte, schlief ich wieder ein. Am Morgen sagte sie, sie könne sich den Schrei-Anfall nicht erklären, sie habe Angst, verrückt zu werden, sie müsse hier raus.

Ich sagte den geplanten Unterricht ab, und ich beantragte in Kiel eine Kur für Hella, die uns (s.o.) drei Wochen später gegen jede Erwartung auch zugesagt wurde. Schon in der Reha hatte Hella gedroht: „Wenn ich nicht bald laufen und den Arm bewegen kann, dann mache ich Schluss." Sie hatte verschiedene - sehr optimistische - Termine genannt, wann sie glaubte, wieder ganz hergestellt zu sein, und ich hatte stets gebremst und die zu tolerierenden Wartezeiten verlängert. Sagte sie, nach den Sommerferien (1997) müsse alles klar sein, sonst..., so sagte ich: „Wenn du Weihnachten mit der rechten Hand deinen Namen schreiben kannst, bin ich sehr zufrieden." Weihnachten kam und ging, der Arm bewegte sich nicht - an ein Schreiben war gar nicht zu denken. Ich vertröstete auf den nächsten Sommer, sie formulierte und datierte sofort ein neues Ultimatum.

Die Selbstmorddrohung wurde auch gegenüber ihren Eltern, unseren Kindern und Freunden wiederholt. Wir alle meinten sicher sein zu können, dass es sich hier weniger um die Ankündigung einer wirklich geplanten Aktion handelte, sondern vielmehr um einen Hilferuf, um den Ausdruck von Verzweiflung, der Angst, in eine Sackgasse zu geraten oder schon geraten zu sein, aus der es keinen Ausgang gab. Aber dennoch bedrückte uns alle die im Raum stehende bedrohliche Möglichkeit, denn auf die Volksweisheit, dass derjenige, der einen Selbstmord ankündige, ihn nicht ausführe, ist so wenig Verlass wie auf die Wetterprognose für übermorgen.

Immer wieder gingen wir auf das Thema ein, wenn Hella wieder besonders verzweifelt war und die Schilderung ihrer momentanen Situation und ihrer Resignation mit den Worten schloss, es habe alles keinen Sinn mehr, sie könne und wolle nicht mehr, sie mache Schluss.... Immer wieder gelang es uns, sie aus dem tiefen Loch herauszuholen und zu der Aussage zu bringen, nein, sie werde es nun doch nicht tun...

Wir verfolgten in unserer Argumentation stets eine Doppelstrategie: Es gebe keinen Grund zur Resignation, da sie ja selbst merke, dass es Woche für Woche immer noch vorwärts gehe, wenn auch in sehr kleinen Schrittchen. Sie müsse also weiterarbeiten, trainieren, sich bemühen. Und zweitens: Selbst wenn ihr jetziger Zustand unverändert bleibe, könne und müsse man sich darauf einrichten, sich abfinden und auf dieser Basis sein Leben - teilweise in ganz neuen Bahnen - einrichten. Es gebe auch dann immer noch so viel Schönes im Leben, dass es sich lohne. Zusätzlich appellierten wir an ihre Verantwortung: Wie würden sich Freunde und Verwandte fühlen, wenn sie sich das Leben nähme?! Wir alle würden nie das Gefühl loswerden, wir hätten es nicht geschafft, ihr das Leben lebenswert zu machen.

Auch in dieser Angelegenheit gab es einen nächtlichen Höhepunkt. Hella drohte eines Abends so konkret, machte Andeutungen über praktische Vorbereitungen, dass ich nicht wagte schlafenzugehen, sondern im Sessel neben ihrem Bett sitzen blieb. Sie schimpfte und wollte mich - verbal - hinauswerfen, ich blieb aber stur und ging erst schlafen, nachdem sie sich gänzlich beruhigt und mir zugesichert hatte, dass nichts geschehen werde. Aber noch tagelang verließ ich nur kurz das Haus, wenn es unumgänglich war, und kehrte stets mit dem unguten Gefühl im Magen zurück, sie könne doch etwas angestellt haben.

Als es im Sommer 1999 nach Deutschland zur Kur ging, kündigte sie ihrer Mutter gegenüber an: „Wenn die Kur nichts bringt, dann ist endgültig Schluss." Man kann sich vorstellen, mit welchen Gefühlen ich dem Aufenthalt in Deutschland und speziell der Kur entgegensah.

20. Aus der Bahn geworfen

Nach der Reha in Damp wollte Hella unbedingt wieder in der Schule arbeiten, sah aber auch, dass nur der - eingeschränkte - Dienst in der Bibliothek möglich sein würde. Die sogenannte Mittagsfreizeit, in der sie mit zwei Schülergruppen Fotos machte und selbst entwickelte, vergrößerte etc., musste ausfallen. Ich verabredete mit den beiden Kolleginnen, die neben Hella die Bibliothek betreuen, dass Hella für einige Stunden käme; man solle schauen, welche Arbeiten sie übernehmen könne.

Hella fuhr einige Male mit mir und erledigte kleine Aufgaben, fand aber nur wenig Freude an der Arbeit. Ihre Möglichkeiten waren doch zu eingeschränkt, und die Schülerinnen und Schüler, bei denen sie sehr angesehen und beliebt war und die oft auch mit privaten Problemen zu ihr gekommen waren, reagierten doch zu verunsichert und hilflos. Sie reduzierte das Mitkommen daher - mit unterschiedlichen Ausreden - sehr stark und stellte es schließlich ganz ein.

Dem Arbeitgeber Stadt Kiel und der Dienststelle Schule schrieben wir, die Wiederaufnahme der Arbeit werde auf sich warten lassen, man könne Hellas Arbeitszeiten auf die beiden anderen Angestellten verteilen und somit deren Stundenzahl und Gehalt erhöhen. Nach der Mitteilung der BfA, Hella gelte als erwerbsunfähig und müsse nun einen Antrag auf Rente stellen (29.4.98), informierten wir dann die Stadt, dass es uns sicher erscheine, dass Hella nicht mehr in den Dienst der Schule zurückkehren werde. Hella sträubte sich lange gegen diesen Brief, der nun einen ganz wichtigen Schluss-Strich zog. Sie war schließlich aber einverstanden, als man uns mitgeteilt hatte, dass die beiden Kolleginnen die Zusatzstunden nicht bezahlt bekommen könnten, so lange Hella offiziell die Stelle besetze.

Die Stadt machte uns klar, dass sie - nach Einstellen des Krankengeldes am 3.10.98 - keine Zahlungen der Rentenversicherung und der Beiträge für die Krankenkasse vornehmen könne, auch nicht als Überbrückung bis zum Beginn der wahrscheinlichen Rentenzahlung, wenn Hella nicht definitiv zur Arbeit erscheine. Da eine Wiederaufnahme der Arbeit unmöglich war, auch nicht in der Form der schrittweisen Wiedereingliederung, zogen wir die Konsequenzen, und ich rief die Sachbearbeiterin in der Stadt an, um mich mit ihr über die Modalitäten der Beendigung des Dienstverhältnisses zu beraten. Sie sagte mir, dass man von Seiten der Stadt eine Kündigung scheue, da man Auseinandersetzungen mit dem Personalrat befürchte, der sicherlich dagegen protestieren würde, dass man einer - wahrscheinlich vorübergehend - Behinderten die Arbeitsmöglichkeit wegnähme. Ob es nicht denkbar wäre, dass wir von uns aus...? Es war! Wir schrieben am 13.11.98: „...wie telefonisch verabredet, lösen wir hiermit das Arbeitsverhältnis ...zwischen der Stadt Kiel und Hella Klein auf. Sie kann wegen der Folgen ihres Schlaganfalls die notwendigen Arbeiten für eine nicht zu überschauende Zeit nicht ausführen - und wir wollen die Stelle an der Schule nicht blockieren..." Am 25.11. kam die Bestätigung aus der Stadt; zum 30.November 1998 sei das Dienstverhältnis im gegenseitigen Einverständnis gemäß § 58 BAT aufgelöst.

Damit war Hellas berufliche Laufbahn beendet. Der Schlaganfall hatte sie aus der Bahn geworfen. Sie brauchte lange, um diese neue Situation in ihrer Endgültigkeit zu akzeptieren, hielt sich über Monate im Hinterkopf die Möglichkeit offen, doch eines Tages wieder in der Bibliothek zu sitzen und doch wieder mit Schülerinnen und Schülern auf Motivjagd für originelle Fotos zu gehen.

21. Auch ich…

Das Jahr, in dem ich auf halbe Stelle gegangen war, gestaltete sich nicht so problemfrei, wie wir es uns ausgemalt hat. Meine Arbeit als Oberstufenleiter und als Lehrer zweier Abiturkurse - einer davon ein Leistungskurs - nahm viel mehr Zeit in Anspruch, als die Bezeichnung 'halbe Stelle' andeutet – die Prognose unserer Schulleiterin hatte gestimmt. Vor allem in der Zeit der Vorbereitung unseres ersten Abiturs blieb zwischen Schule, Haushalt und Hella-Betreuung keine Zeit für Muße und Erholung. Zwar hatte man in der Schule verbal schon Verständnis dafür, dass ich jeweils in der Mittagspause nach Hause fuhr, um Hella zu versorgen, und mich auch möglichst pünktlich nach Dienstschluss ins Auto setzte, statt noch ein, zwei Stunden in der Schule zu verbringen, aber wenn dann wieder SchülerInnen vor meinem Dienstzimmer gestanden und nach mir gefragt hatten, weil sie es gewohnt gewesen waren, dass man auch weit über den neben der Tür angebrachten Dienstplan hinaus zur Verfügung stand, dann gab es doch deutlichen Unmut und man erwartete - halbe Stelle hin, Hella her - von mir, präsent zu sein.

Die reine Verwaltungsarbeit mit Papier und Computer machte keine Probleme, da ich alle schulischen Programme auch zu Hause im PC hatte und die notwendigen Daten auf Disketten hin- und hertransportierte, so dass ich alle in der Schule begonnenen Arbeiten zu Hause fortsetzen konnte. Aber die vielen Stunden in der Schule strengten an, zumal in jeder Pause ein zwei drei SchülerInnen mich schon auf dem Weg zu meinem Dienstzimmer abfingen, um nach einer Lösung für ein aufgetauchtes Problem zu fragen.

Im Spätherbst gab es erste gesundheitliche Probleme. Eine Untersuchung bei der Gesundheitsbehörde führte dazu, dass man mir einen Schwerbehindertenpass ausstellte - 50%. Ich sorgte in der Schule dafür, dass ich einen Kollegen als Mitarbeiter und Stellvertreter in die komplizierte Verwaltung der Oberstufe einarbeiten konnte, damit die Arbeit problemlos weitergeführt würde, falls ich einmal ausfiele. Gegen Ende des Schuljahres machte sich - erstmals in meinem Leben - das Herz bemerkbar. Mein Hausarzt stellte beim Belastungs-EKG Veränderungen fest und war beunruhigt. Er riet mir dringend, die Doppelbelastung möglichst bald zu beenden, ich hätte sonst über kurz oder lang einen Herzinfarkt zu erwarten.

Ich stellte einen Antrag auf vorzeitige Pensionierung aus Krankheitsgründen, wurde im Gesundheitsamt untersucht und fuhr ohne einen Bescheid in die Sommerferien nach Spanien. Hier lebte ich außerordentlich vorsichtig, vermied anstrengenden Sport und jedwede Art von Stress, ging nur langsam ins Wasser, während ich früher immer mit Hurra hineingerannt war. Gleich nach den Sommerferien - mein Hausarzt hatte mich krankgeschrieben, mein eingearbeiteter Kollege hatte die Oberstufenleitung übernommen - ging ich nach Schleswig ins Krankenhaus zur Herzuntersuchung. Das EKG zeigte weitere Veränderungen, aber man war nur mäßig pessimistisch, hielt allerdings eine weitere Untersuchung mit einem Herzkatheter für nötig. Auf dem Bildschirm zeigte sich zur Überraschung der untersuchenden Ärzte, dass die vordere, linke Hauptader an zwei Stellen zu etwa 80% verschlossen war. Sie schoben umgehend einen Ballonkatheter ein, bliesen ihn mit 9 Atü auf (das ist der Druck von vier Autoreifen), weiteten damit die Ader und schoben dann zwei 'Stents' ein, ein Plastikgewebe, das die Aderwand stabilisiert. Nach drei Tagen war ich wieder zu Hause. Man sagte mir, es grenze an ein Wunder, dass ich mit *den* Herzkranzgefäßen so habe leben und arbeiten können, und ich sei, durch welche glücklichen Umstände auch immer, knapp an einem schlimmen Herzinfarkt vorbeigekommen.

Am 8. September 1998 sprach man mir Dank und Anerkennung des Landes aus - und versetzte mich in den Ruhestand. Damit war auch meine berufliche Laufbahn beendet - im Alter von 57 Jahren hatte es mich aus der Bahn geworfen, von der ich sicher geglaubt hatte, dass ich sie noch acht Jahre werde benutzen können - und müssen.

Wir zwei Pensionisten oder Frührentner wider Willen überlegten nun, wie wir unser weiteres Leben organisieren sollten. Im Sommer hatten wir beschlossen, unsere Ferienwohnung in Spanien aufzugeben, der Möbelwagen war für die Herbstferien bestellt. Die Frühpensionierung nach den Sommerferien änderte dann alles. Wir riefen den Spediteur in den Herbstferien aus Spanien an und bestellten den Möbelwagen erst einmal ab, um Zeit für neue Planungen zu haben.

Zurück in Deutschland, sprach Hella sich umgehend und definitiv dafür aus, dass wir ganz nach Spanien ziehen und die Stadt-Wohnung in Kiel kündigen sollten. Unser 'Landhaus', eine zweihundert Jahre alte Rethdach-Fachwerk-Kate vor den Toren Kiels, die wir 1972 als Ruine gekauft und in jahrelanger Wochenendarbeit  zu einem Ferienhaus umgearbeitet hatten, wollten wir verkaufen. Unsere beiden Töchter reagierten aber so entsetzt und empört, dass der Ort ihrer Kindheit und Jugend in fremde Hände übergehen sollte, dass wir uns um-entschieden und beschlossen, das Landhaus zu behalten.

So flogen wir denn am 8. Januar 1999 nach Málaga, die Spedition brachte uns eine Woche später unsere Möbel aus der aufgegebenen Stadtwohnung hinterher. Auch hier hatten wir die vorgegebene Bahn verlassen, in der vorgesehen gewesen war, noch viele Jahre - vielleicht bis ans Lebensende? - in Kiel zu wohnen. Wir behielten unsere Konten, Versicherungen und einen polizeilich gemeldeten Wohnsitz in Kiel, halten uns aber die meiste Zeit in Spanien auf, was vor allem für Hella wegen des freundlichen Klimas sehr günstig ist. Die Sommermonate, die wegen der Hitze und der vielen Touristen problematisch sind, verbringen wir in Deutschland in unserem Landhaus, die Zeit über Weihnachten und Neujahr aus Gründen, die mit Nostalgie und Sentimentalität – meistens trifft sich dort dann die ganze Familie - zusammenhängen, auch.

Es hat Monate gedauert, bis wir uns von den Anspannungen erholt und von dem permanenten Zeitdruck befreit hatten. Bei jedem Einkauf, bei jeder Beschäftigung im Haushalt, im Garten mussten wir uns anfangs sagen: Nein, es muss nicht mehr schnell gehen, es wartet nicht schon die nächste Pflicht, wir haben Zeit. Wir gingen daran, neue Bahnen zu installieren.

Nicht alles - so könnte man in Abwandlung eines Politslogans aus dem Wahlkampf 1998 sagen - ist anders geworden, aber vieles schlechter. Dennoch: Wir sind ruhig geworden und leben - trotz vieler Handicaps - unser Leben. Wir haben die Hoffnung nicht aufgegeben, dass manches wieder besser wird.

22. Abgefunden? – Abgefunden!

Am 12. Juni 1999 waren wir nach Deutschland geflogen, drei Tage später, am Dienstag, dem 15.6., waren wir verabredungsgemäß gegen halb elf in der Klinik zur Kur. Ich würde die Zeit in unserem Wochenendhaus verbringen, das nur eine knappe Autostunde von dieser Klinik entfernt lag. Das Gebäude am See machte einen freundlichen und gepflegten Eindruck. Wir regelten unten im Empfang die technischen Notwendigkeiten - und erlebten dann oben auf der Station im ersten Stock eine Überraschung: Man war - aus welchen Gründen auch immer - auf einen Mann eingestellt, schaute sehr betreten, dass *meine Frau* Bewegungsprobleme hatte und ich mich recht munter um sie herumbewegte. Man hatte entsprechend in einem Männerzimmer ein Bett reserviert, war aber erfreulich schnell bereit und in der Lage umzudisponieren: Hella bekam ein Einzelzimmer mit Blick auf den See. Wir waren sehr zufrieden.

Bereits Minuten später war die zuständige Ärztin da, fragte, scherzte, untersuchte. Wir sagten ihr deutlich, dass wir mit schlechten Vor-Erfahrungen hierhergekommen seien und Großes gehört und entsprechende Erwartungen hätten. Sie bestätigte: Hier im Haus werde derart heftig mit den PatientInnen gearbeitet, dass Hella noch protestieren werde. Wir waren sehr zufrieden. Die zweite Aussage allerdings traf uns wie ein Schock, reduzierte die Anfangsbegeisterung sehr: Wenn der Schlaganfall bereits über zwei Jahre zurückliege, gebe es für den Arm kaum noch Hoffnung auf Besserung.

Ich packte Hellas Sachen in den Schrank, verabschiedete mich und fuhr nach Würzburg, um dort unserer Tochter Katja beim Umzug zu helfen. Nach fünf Tagen kam ich zurück. Hella hatte schon in unseren Telefonaten angemerkt, sie sei gar nicht zufrieden, von einer vollmundig angekündigten full-time-Therapie könne nicht die Rede sein. Nun stellte sie mich vor vollendete Tatsachen: Ihre Tasche war gepackt, das Telefon bereits zurückgegeben, die Entlassung in aller Form vorbereitet. Auch mit der Ärztin hatte sie schon Klartext geredet, die wiederum - Verständnis zeigend - unseren Hausarzt informiert hatte, der seinerseits gar nicht glücklich war, aber einsah, dass ein Abbruch der „Behandlung" (die wirklich in Anführungszeichen gesetzt werden muss), angezeigt war.

Wir fuhren noch in ein benachbartes medizinisches Zentrum, in dem eine Computertomographie des Kopfes durchgeführt wurde. Sie zeigte uns, dass die geschädigte Stelle im Gehirn weiterhin schrecklich groß und deutlich zu sehen ist, aber keine klaren Ränder mehr existieren, sondern dass Ausfransungen deutlich machen, dass in den Randbereichen neues „Leben" entstanden ist, Nachbarzellen Funktionen übernommen haben und wohl auch Zellen regeneriert worden sind - die Möglichkeit dazu wird ja von neuen Forschungen bestätigt, in letzter Zeit aber wieder grundsätzlich in Frage gestellt, so dass man dazu keine verbindliche Aussage machen kann.

Zuhause begründete mir Hella ihren radikalen Beschluss des Kur-Abbruches: Weniger wichtig sei gewesen, dass um sie herum durch sehr viele hilflose, schwerkranke Patienten ein Klima geherrscht habe, das gar nicht dazu angetan war, sie aufzurichten und ihr Mut zu machen. Sie sei in einem Krankenhaus gewesen, nicht in einer Reha- oder Kurklinik. Empört habe sie das Verhalten des Chefarztes: Er sei am Freitag, drei Tage nach der Einlieferung, gekommen, habe sie kurz angeschaut, gesagt: „Was, der Schlaganfall ist schon über zwei Jahre her? Dann wird das sowieso nichts mehr! Was will die Frau denn hier?" - und sei mit seinem Gefolge hinausgerauscht. Damit hatte er den vorsichtigen Pessimismus der aufnehmenden Ärztin in Bezug auf den Arm gröblichst bestätigt und auf die Patientin insgesamt ausgeweitet. Kein Wunder, dass Hella schockiert und frustriert war und nur noch wegwollte.

Gefestigt habe sich dann ihr Entschluss dadurch, dass von der Ankunft am Dienstag bis zum folgenden Montagmittag ganze viereinhalb Stunden Therapie stattgefunden hatten, und die auch nicht immer effektiv - wie zum Beispiel der Aufenthalt in der

Schwimmhalle, wo es von der halben Stunde knappe 15 Minuten Übungs-Aktivität gab.

Die Ärztin, die uns anfangs so stark auf viel Arbeit eingestimmt hatte, gab unserem Hausarzt gegenüber diese Tatsachen zu, entschuldigte die Klinik aber damit, dass einige der TherapeutInnen leider krank gewesen seien und man keinen Ersatz habe. Da unser Hausarzt sicher war, wir könnten uns eine andere Klinik suchen, diese Krankenhaustage seien durch seine Einweisung „abgedeckt", die genehmigte Kur davon nicht tangiert, informierten wir uns in einem dicken Handbuch, das (fast) alle Reha-Kliniken verzeichnet, und fuhren dann in die Nähe von Hamburg, weil wir meinten, dort das Richtige anzutreffen.

Auch hier war der Eindruck wieder sehr erfreulich, die Gebäude anheimelnd, die Umgebung ländlich-natürlich, zu Spaziergängen einladend. Ich ging hinein und fragte mich zu der für Informationen zuständigen Dame durch. Nein, eine Aussage über die Anzahl der Therapieeinsätze könne sie keinesfalls machen. Leider! Leider seien die TherapeutInnen (auch hier) oft krank, man könne nur kurzfristig planen, aber eines könne sie versprechen: Wenn „Logo" oder „Ergo" oder sonst eine „Anwendung" ausfalle, dann habe meine Frau die Möglichkeit, an einem der vielen Freizeit-Kurse teilzunehmen, zu batiken, zu sticken oder Seidentücher zu bemalen. Ich dankte - und verabschiedete mich höflich. Für immer.

***

Zurück in Kiel, machten wir uns auf die Suche nach ambulanten Möglichkeiten. Wir fanden eine Therapeutin, die über einem Fitness-Studio ihre Praxis hatte. Hier waren wir dann in den folgenden zwei Monaten fast täglich. Hella wurde oben behandelt, ich ging nach unten in die Fitness-Räume, dann kam Hella ebenfalls hierher und trainierte mit einer Sportlehrerin, die sich von der Therapeutin hatte zeigen lassen, an welchen Geräten in welcher Form geübt werden sollte. Wenn sie keine Zeit hatte, übernahm ich diese Aufgabe.

Damit Hella bestimmte Übungen auch mit dem rechten Arm machen konnte, besorgte ich ein Hilfsgerät, das von Sportlern am Reck benutzt wird. Eine Ledermanschette wird am Handgelenk fixiert und in der Handfläche liegt dann eine gebogene Stahlplatte, die man um die Reckstange - hier um die Griffe an bestimmten Geräten - legt. Dann kann man ziehen, auch wenn die Finger allein nicht halten würden.

Zusätzlich ging Hella zu einem Therapeuten im selben Gebäude, der eine relativ neue Methode benutzte, um Muskeln zu aktivieren. Es ist eine Kombination aus Massage und elektrisch betriebener Vibration.

Außerdem suchten wir regelmäßig die Therapeutin auf, die sich schon früher einige Zeit um Hellas Arm gekümmert hatte.

So hatten wir jeden Tag ein recht intensives Programm, fuhren täglich von unserer Kate nach Kiel hinein und „arbeiteten". Hella blieb optimistisch, wenn sich auch nur sehr kleine Anzeichen von Eigenaktivität im Arm zeigten.

***

Im September kehrten wir nach Spanien zurück. Erst hier wurde ihr so recht bewusst, dass der hohe Einsatz keine wirklichen Erfolge gebracht hatte. Sie war sehr deprimiert.

Wir alle – unsere Kinder, Verwandte und Freunde - verabredeten, in Gesprächen mit Hella darauf hinzuarbeiten, dass sie sich mit ihrem jetzigen Gesundheitszustand und ihren eingeschränkten Bewegungsmöglichkeiten abfinden müsse - grundsätzliche Änderungen seien nicht mehr zu erwarten. Das hörte sie auch von unserem Arzt, der in aller Deutlichkeit sagte, er habe nach den ersten Eindrücken in der Klinik nicht geglaubt, dass sie überhaupt wieder so beweglich werden würde - geistig und körperlich.

Unsere Taktik erwies sich als völliger Fehlschlag. Sie war von dem Wunsch bestimmt, Hella aus ihren zeitweisen Depressionen und den daraus resultierenden Selbstmordabsichten und -drohungen herauszuhelfen, der Denkansatz war aber falsch, da er außer Acht ließ, dass damit auch jede Motivation, sich um eine Verbesserung zu bemühen, fortfiel, und außerdem bei Hella nicht zum Abbau der Verzweiflung führte (im Sinne eines Sich-Arrangierens mit dem status quo), sondern ganz im Gegenteil ihre Verbitterung noch steigerte. Ihre Unzufriedenheit richtete sich gegen alles und suchte Ventile: Wenn man schon am Gesundheitszustand nichts ändern könne, dann müsste es anderes geben, daß man - gewissermaßen ersatzweise - änderte, austauschte. Sie war mit mir unzufrieden, ich machte plötzlich fast alles falsch, die Wohnung gefiel ihr nicht mehr, der Umzug nach Spanien sei ein Fehler gewesen - sie wollte weg, zu ihren Kindern, zu ihren Eltern - egal.

Fünf Wochen war sie in Deutschland, wohnte erst bei einer Freundin in Köln, dann bei Katja in Würzburg, bis ich sie dort abholte und mit ihr nach Steinfurt in unsere Kate ging. Sie hatte inzwischen den uneffektiven Ersatzcharakter ihres Handelns eingesehen und wir konzentrierten uns wieder auf unser altes Thema: Das Verbessern ihres gesundheitlichen Zustandes. Die Krankenkasse war erst einmal nicht bereit, uns dabei mit einer neuen Kur zu helfen - die alte Zusage aus dem Sommer habe keine Gültigkeit mehr, so beschied man uns, als wir endlich in Bayern eine Kur-Klinik gefunden hatten, die allem Anschein nach unseren Wünschen entsprochen hätte und für die wir über unsere Tochter sogar eine Aufnahmezusage für Hella erreicht hatten. Man untersuchte Hella am 20. Dezember 1999 vom medizinischen Dienst neu und beschied uns dann, dass man keine 400 DM Pflege mehr zahle, da Hella ja fast alles allein könne, und dass man eine Kur nun auch nicht mehr genehmigen wolle. Die Begründung des medizinischen Dienstes lautete: *„Die Patientin war immer orientiert und geistig rege, bemüht sich deshalb auch von Anfang an um Mobilität. Der jetzt erreichte Allgemeinbefund muss im Wesentlichen als ein Zustand von Dauer angesehen werden. Wichtig ist, dass weiterhin regelmäßig täglich die bis jetzt durchgeführten Bewegungsübungen weitergeführt werden. Die Voraussetzungen für eine stationäre Reha-Maßnahme sind zum jetzigen Zeitpunkt nicht gegeben.“*

Unser Widerspruch wurde abgelehnt, eine erneute Intervention durch unseren deutschen Hausarzt blieb lange unbeantwortet, ich mahnte eine Entscheidung an. Wir bekamen dann nach vielen Telefonaten und Bittbriefen die Kur in Bayern – bei der sich allerdings das wiederholte, was wir bereits in Schleswig-Holstein erlebt hatten. Auch hier hatte man – in Prospekten, Vorgesprächen, Aufnahmegesprächen – Großes versprochen, die Realität sah dann wieder kümmerlich aus. Hier gab man allerdings offen zu, dass man bei dem bisschen Geld, das die Kasse zu zahlen bereit sei, keine großen Sprünge machen könne: Hella war erbittert, als sie bei Tisch andere Patienten erzählen hörte, wie lange sie täglich im geheizten Bad verwöhnt würden, wie man sie mit Massagen und Therapie und Fangopackungen bei guter Laune halte. Unsere Einlassungen und Nachfragen ergaben dann – und der junge Stationsarzt war sehr böse über diese Zustände, hielt sie auch für unerträglich – dass diese Leute halt Privatpatienten seien und für sie fast dreimal so viel Geld zur Verfügung stand.

Nach unseren Erfahrungen in drei Reha-Kliniken möchten wir folgendes festhalten:

1. Es ist nicht so wichtig, dass die (Reha-)Kliniken mit millionenteuren medizinischen Geräten ausgestattet sind, die mehr dem Image dienen als dem Patienten. Wenn Untersuchungen notwendig werden, kann man in benachbarte Kliniken ausweichen.
2. Es ist nicht glücklich, Ärzte in die Leitung zu berufen, die wohl einen Professorentitel haben, dafür aber keinerlei Einfühlungsvermögen in die Psyche ihrer Patienten.
3. Entscheidend ist, dass der Mittelbau gut ausgestattet ist: Eine genügend große Zahl motivierter, engagierter TherapeutInnen muss vorhanden sein, so dass ein gut gefüllter, abwechslungsreicher Therapieplan, der möglichst auch das Wochenende nicht ganz ausspart, aufgestellt und auch umgesetzt werden kann. Nur dann lohnt sich eine Kur für die/den Patienten - und für die Krankenkasse.

Neuen Auftrieb gab uns ein kleiner Spiegelartikel in der Nummer 51 - vom 20.12.1999, dem Tag der oben genannten Untersuchung. Dort erfuhren wir auf der Seite 182 unter der Überschrift „Heilsame Folter in einer Pilotstudie der Psychologen an der Friedrich-Schiller-Universität in Jena", dass man durch eine neue Therapie, durch ein spezielles Bewegungstraining auch noch denjenigen Patienten wieder Leben in ihre matten Gliedmaßen zurückbringen könne, die nach allen Regeln der Kunst als *austherapiert* galten....Bei diesem Reha-Programm muss beispielsweise ein Patient mit Armlähmung den gesunden Arm fest in einer Schlinge tragen und mit dem kranken Arm täglich von morgens bis abends ein grob- und feinmotoriges Übungsprogramm absolvieren...Die Wissenschaftler wiesen nach, dass sich bei diesem massiven Training neue Nervenschaltungen bilden, die zwar die gestörte Funktion nicht völlig übernehmen, aber weitgehend ersetzen. *„Unser Training ist für manchen Patienten sicher eine Art Folter..., aber die Ergebnisse rechtfertigen alle Anstrengungen."*

Obwohl die Universität daraufhin mit Anfragen und Anträgen überschüttet wurde, gelang es uns, einen Termin zu bekommen - und am 5. Januar 2000 waren wir in Jena. Man hatte uns schon am Telefon angekündigt, der Patient müsse gewisse Bewegungsvoraussetzungen mitbringen - und Hella musste vorführen. Von den geforderten Minimalübungen gelang nur eine, und auch die nur in Ansätzen: Sie konnte den Arm auf dem Tisch ein wenig zu sich heranziehen, das Wegschieben war aber unmöglich und an das geforderte Heben der Hand vom Knie auf den Tisch war gar nicht zu denken. Damit war klar, dass sie Hella nicht in die Therapie aufnehmen konnten, aber dennoch machte uns der Psychologe eine Zusage: Wir sollten eifrig trainieren, wobei das passive Bewegen des Armes nützlich, aber nicht entscheidend sei, vielmehr müsse Hella täglich mehrfach versuchen, die geforderten Übungen durchzuführen, immer wieder die Befehle vom Kopf aus über die Nervenbahnen an die Muskeln senden - bis sie gehorchen. Der Fortschritt werde in Millimetern und Wochen zu messen sein, aber er sehe eine Chance - für den Herbst. Sobald wir die Überzeugung hätten, Hella habe die geforderten Fertigkeiten antrainiert, sollten wir uns melden und er verspreche uns, Hella aufzunehmen; er vertraue uns und wir könnten dann aus Spanien anreisen...

Seitdem trainierten wir täglich speziell den Arm und registrierten ein paar der angekündigten Fortschritte. Hella konnte nach Monaten bereits deutlichen Druck mit den Fingern ausüben, das Heranziehen und Wegschieben ist inzwischen Routine (ich habe einen kleinen Rollwagen gebaut, auf dem der Arm liegt und der mit ihrer eigenen Kraft hin und hergeschoben wird) - nur das Armheben fehlte weiterhin ganz, der dazu nötige Deltamuskel entwickelt sich besonders langsam. Wir hatten in Spanien einen guten neuen Therapeuten gefunden, der zweimal in der Woche mit ihr arbeitete. Zusätzlich hatten wir Akupunktur durchführen lassen – zweimal in der Woche brachte ich Hella 30 km nach Estepona in eine Akupunktur- und Physiotherapie-Praxis, in der sie eine junge Chinesin mit vielen Nadeln in Arm und Bein und Kopf versorgte. Der Erfolg war, dass die Luxation – also das Aus-dem-Gelenk-Heraushängen des Armes - ganz zurückgegangen ist. Hella führte das auf die Akupunktur zurück, ich eher auf die Arbeit des Therapeuten. Aber wir haben immer noch nicht das erreicht, was man in Jena als Voraussetzung für eine Behandlung fordert. Die chinesische Therapeutin nahm mich eines Tages zur Seite und sagte, ich möge bitte die Akupunktur mit einer gut erfundenen Begründung abbrechen – sie könne nun mit ihrer Kunst nichts mehr für Hella tun, das sollte aber die Leitung der Praxis in dieser Form nicht erfahren.

Inzwischen sind mehr als zwanzig Jahre nach dem Tag X ins Land gegangen.

Ja, es lässt sich nicht leugnen, wir haben uns *abgefunden*: Das Wort klingt besser, positiver, aktiver als die Vokabel „resigniert". Wir beantragen keine Kuren mehr, wir haben keinen Therapeuten mehr, der wöchentlich zwei oder drei Mal ins Haus kommt, wir haben auch den letzten Versuch mit einer speziellen Massage und dem Einsatz allerlei spezieller Mittel beendet – wir gehen davon aus, dass Hella wirklich austherapiert ist, d.h. dass medizinische und therapeutische Maßnahmen keine substantiellen Änderungen mehr bewirken. Wir machen noch immer fast täglich unsere Übungen, vor allem an dem rechten Arm und dem rechten Bein, wir gehen jeweils eine Stunde am Strand spazieren, machen Massagen, aber all das dient nicht mehr der Illusion, es könnte wirklichen Fortschritt bringen, sondern wir sind zufrieden, wenn wir den status quo halten können.

Diesen Status hat man inzwischen noch einmal hier in Spanien von einem deutschen Mitarbeiter der DAK untersuchen lassen und Hella dann in die Pflegestufe 1 eingeordnet. Für das Geld leisten wir uns wieder eine Haushaltshilfe, die uns vor allem die Reinigungsarbeiten abnimmt.

* Der Arm ist und bleibt weich gelähmt. Der Deltamuskel ist wieder ein bisschen entwickelt, so dass der Arm normal hoch in der Schulter sitzt, voll versorgt wird, die Nervenbahnen Berührungen und Temperaturwechsel weiterleiten, die Muskeln gut erhalten sind – aber diese Muskeln erhalten aus dem Gehirn keine Befehle, offenbar schließen sich dort die notwendigen Synapsen nicht, da haben weder die tausendmal trainierten Befehle: „Gehirn an Finger: zur Faust schließen!" eine Wirkung gehabt noch das ebenso häufige Bewegen der Muskeln durch die oder den Therapeuten oder durch mich.

* Das rechte Bein ist wesentlich besser einzusetzen: Treppensteigen ist möglich, auch Gänge am Strand und bei Stadtbesuchen machen keine Probleme, zwei bis drei Stunden hält es durch. Die Wade ist ein wenig geschrumpft, aber Hella kann immer noch einen Rock tragen, ihre schönen Beine können sich weiterhin sehen lassen. Der Fußheber hat sich nicht entwickelt: Wie bei fast allen schwer vom Schlaganfall Getroffenen führt sie mit rechts die typische Sichelbewegung aus, die immer noch die von den Zehen in den Sand gezeichnete Spur hinterlässt, wenn wir barfuß am Strand laufen. Hella bewegt sich in der Wohnung, indem sie sich fast immer an den Wänden oder an Möbeln festhält, ohne Haltemöglichkeit traut sie sich nur wenige Schritte zu, dann streckt sie bereits den Arm nach einer neuen Stütze aus. Die ver-

schiedenen Gehhilfen, die wir im Laufe der Zeit angeschafft und durchprobiert haben, kommen nur ganz selten zum Einsatz: Wenn wir draußen gehen, hält sie sich an meinem Arm fest, nur wenn ich mal nicht da bin, was der Ausnahmefall ist, nimmt sie einen Geh-Stock oder eine professionelle Krücke – knallrot ist die ihre.

* Der Rumpf ist nicht beeinträchtigt. Hella hat eine gut entwickelte Bauchmuskulatur (die bei der Gymnastik stets mit trainiert wird), kann sich normal drehen, den Körper beugen und strecken.

* Hellas Gesundheit ist zum Glück ausnehmend stabil, die Organe so gut in Ordnung, dass unser Hausarzt scherzhaft klagt, sie sei geradezu geschäftsschädigend fit. Die Einschränkungen durch den Schlaganfall können nicht als Krankheit bezeichnet werden. Der Blutdruck ist niedrig, alle Organe tun ihre Pflicht, die letzte Erkältung hat sie vor Jahren in Mexiko gehabt, als wir halfen, bei den Mennoniten das Deutsche Sprachdiplom einzuführen. Tabletten nimmt sie nur zur Blutverdünnung. (Ich bin leider nicht so glücklich dran, habe eine Dickdarm-Krebs-Operation und eine Bypass-Operation hinter mir, was mich ein wenig einschränkt, aber wenn man auf die 80 zugeht, ist das kein *so* großes Drama mehr). Das Nichtrauchen ist Normalität, lediglich wenn rauchende Gäste da sind, macht sich Hella auch mal eine Zigarette und an genießt sie noch immer – wie auch ein Glas Weißwein oder einen Cuba–libre.

* Das Gleichgewichtsgefühl ist nicht besser geworden, was sich beim Gehen zeigt und vor allem zu einer ausgeprägten Höhenangst und –unsicherheit geführt hat. Autofahren an einem Hang – in Spanien gibt es viele davon, die meisten sind völlig ungesichert – macht ihr Panik, auf einem hohen Berg oder einem Turm zu stehen, verursacht Schwindelgefühle und Panik, wird möglichst vermieden.

* An Sport ist nicht mehr zu denken: Fechten, Tennis, Volleyball, Joggen, Skilaufen, echtes Fitness-Kraft-Training gehören der Vergangenheit an – hier haben sich die schwarzen Befürchtungen, die wir damals mit unseren Freunden im Urlaub in Spanien austauschten, leider voll bewahrheitet.

In manchen Bereichen versuchten wir Reste der alten Bahnen weiterzubenutzen, wenn auch modifiziert.

* Wir kauften ein Tandem, damit wir wenigstens kleine Radtouren durchführen konnten – wir gaben das schnell auf, weil sie sich zu unsicher fühlte, was auch mit dem Mangel an Gleichgewicht zu tun hatte.

* Das Gleiche ist über ihr geliebtes Reiten zu sagen: Wir fanden eine junge Frau, die mit autistischen und anderweitig behinderten Kindern Reittherapie betrieb. Sie versuchte es auch mit Hella, die strahlte, als sie endlich wieder auf einem Pferd sitzen konnte – aber auch hier blieb es wegen derselben Gründe bei wenigen Versuchen, die Unsicherheit war zu groß.

* Das Katamaransegeln war natürlich auch vorbei – wir versuchten auch hier, ein wenig Ersatz zu schaffen, wenn der auch nur bescheiden sein konnte. Wir fuhren bei Freunden auf ihren Segelyachten auf der Ostsee mit, wir wohnten ein paar Wochen auf einem Motorboot, das behindertengerecht ausgestattet war, und befuhren die Müritz, die Kanäle, die Spree, wir machten bei der Überführung des Wohn-Katamarans unseres Freundes S. aus Portugal an die Costa Brava mit…

Und wir buchten Kreuzfahrten, standen an Deck alter Schiffe, vor den Lofoten und am Nordkap, in Island und Grönland. Hella konnte natürlich an einigen Landausflügen nicht teilnehmen, nicht auf Gletscher steigen, keine Tageswanderungen über Geröll mitmachen, bei Wind nicht in die Tenderboote steigen - aber sie genoss diese Reisen mit Bergen, Fjorden, Gletschern, Eisbergen, Geysiren dennoch sehr. Das alles war schön, aber es war halt eine Altherren- und Altfrauenveranstaltung im Vergleich zum Katamaran, mit dem wir bei hartem Wind durch die Wellen der Ostsee, der Nordsee, des Mittelmeeres, des Atlantik getobt waren, im Neoprenanzug, immer nass von der spritzenden Gischt.

* Wie gern hatte Hella getanzt! Noch vor der Disco-Welle hatten wir in Jazz-Kellern und Universitäts-Mensen halbe Nächte verbracht, Twist-Queen war sie einmal geworden, die Discos hatten wir nicht so gemocht. Auch damit war es vorbei: Wir mieden und meiden Veranstaltungen, auf denen getanzt wird, zu bitter kommen Erinnerungen hoch und zu sehr schmerzen das Nichtkönnen, bei mir der freiwillige Verzicht: Auch ich habe seit dem Schlaganfall aus Solidarität nicht einmal mehr getanzt.

* Wie gern und gut war Hella Auto gefahren. Wenn sie an das Steuer eines schnellen Autos – einige Freunde hatten solche – geriet, musste man sie buchstäblich bremsen: Sie fuhr viel lieber mit 180 als mit 120 km/h – und sie konnte das. Stolz war sie auf ihre Einpark-Fähigkeiten: Kein Parkplatz war zu eng, kein Mann machte ihr da etwas vor. Monate, nein Jahre, war sie nicht bereit, sich von der Hoffnung abbringen zu lassen, einst wieder hinter dem Steuer sitzen zu können. Mit einem befreundeten Mechaniker, einem hochtalentierten Bastler, hatten wir besprochen und durchgeplant, wie man das Auto umbauen müsste, damit es mit einem Bein und einem Arm zu manövrieren war – das war kein unüberwindliches Problem. Die rechtliche Seite war auch kein Hindernis: Solange niemand die Fahrtüchtigkeit eines Erkrankten anzweifelt, behält er seinen Führerschein, auch nach einem Schlaganfall (in Bayern soll das anders sein). Aber meine Angst, die Aufmerksamkeit und die Reaktionsgeschwindigkeit könnte beeinträchtigt sein, es könnte einen Bruchteil einer Sekunde länger dauern, bis sie den Fuß vom Gaspedal auf der Bremse stehen hatte, sorgte dann für die Einsicht, besser auf das eigene Autofahren zu verzichten – auch das war ein sehr schmerzhafter Prozess.

* Wie gerne hatten wir Parties organisiert, dreißig, vierzig Freunde hatten oft – vor allem in unserem Landhaus bei Kiel, aber auch hier in Spanien - bei uns gegessen, diskutiert, getanzt, getrunken – bis in die frühen Morgen hinein. Hella hatte keine Probleme gehabt, sie alle zu versorgen, zwei Tage lang hatte sie oft in der Küche gestanden, um die notwendigen Leckereien vorzubereiten. Auch damit war es nun vorbei: Wir schränkten unsere Einladungen ein, hatten am liebsten nur sechs oder acht Personen zum Essen um den Tisch. Waren es mehr, versuchten wir es mit einfachen Alternativen, es gab Fleisch vom Grill, den ich bedienen konnte, oder ich räucherte Fische, Forellen meistens. Im Laufe der Zeit lernte ich von Hella das Kochen und kann nun mit ihr zusammen oder notfalls auch allein ein halbwegs anspruchsvolles Menu auf den Tisch bringen.

* Gern und oft waren wir abends unterwegs gewesen, hatten uns Ausstellungen angesehen, Filme, Theaterstücke, Konzerte gesehen und gehört. Das wurde von Anfang an sehr eingeschränkt: Hella mochte nicht unter vielen Leuten sein. Wenn wir mal ein Konzert besuchten, sorgte ich beim Kartenkauf dafür, dass wir am Rand sa-

ßen, das An-den-Leuten-Vorbeidrängen in die Reihenmitte hinein war ihr eine grausliche Vorstellung.

* Gern und oft hatten wir Ausflüge gemacht, für ein paar Stunden oder ganze Tage mit dem Auto, oder wir haben auch auswärts geschlafen, in kleinen Hostals oder auch in den spanischen Paradores, alten Burgen oder Klöstern am liebsten. In der südlichen Hälfte Spaniens gibt es kaum einen Bereich, eine Stadt, den oder die wir nicht schon besucht haben. Diese schöne Gewohnheit konnten wir zum Glück weitestgehend beibehalten. Hella war weiterhin für den Besuch jedes Museums und jeder Kirche und jeder Burg zu haben – fast jeder Burg, der Aufstieg durfte nicht zu beschwerlich sein, dann blieb sie schon mal auf einer Bank sitzen und ich lief allein über die hohen Mauern, kletterte in den Verliesen und Wehrtürmen herum – und machte viele Fotos, die ich ihr dann abends ersatzweise vorführte.

* Geblieben ist leider der Verlust des Englischen und des Spanischen. Zwar sind in beiden Sprachen einige zentrale Begriffe parat, so dass z.B. das Bestellen im Restaurant gelingt und Nachfragen auch verstanden werden, aber zu einer Konversation reicht es nicht. Das führt natürlich zu gewissen Einschränkungen, wenn man im Ausland zwischen Spaniern und vielen Engländern lebt. Einladungen werden damit immer anstrengend, weil ich den ganzen Abend als Übersetzer tätig sein muss, was besonders schwerfällt, wenn man selbst in beiden Sprachen nicht völlig, sondern nur so einigermaßen zu Hause ist, viele Vokabeln nie gelernt oder inzwischen vergessen hat.

* Dennoch: Der Freundeskreis hat sich stabilisiert. Wenn man hart sein will, kann man sagen, dass sich die Spreu vom Weizen getrennt hat – aber vielleicht ist das ungerecht. Einige von Anfang an Verunsicherte sind abgetaucht, fortgeblieben, andere haben sich gefangen und gehören wieder in unseren Kreis, ganz neue sind hinzugekommen, die Hella erst nach dem Schlaganfall kennengelernt haben und für die ihre kleinen und großen *Handicaps* selbstverständlich sind.

* Die Arbeiten des Alltags bewältigen wir grundsätzlich gemeinsam. Logischerweise kann Hella im Garten nur wenige Arbeiten verrichten und auch im Haushalt ist manches unmöglich oder zumindest sehr schwierig. Das Aufhängen der Wäsche, das Schälen von Kartoffeln, das Zerteilen eines Huhnes oder einer Forelle gehört z.B. dazu. Obwohl sie in der Ergo gelernt hat, kleine Hilfsmittel und Tricks einzusetzen, übernehme ich im Normalfall diese Aufgaben, aber das ist nun wirklich kein Problem.

* Eigene, selbständige Aktivitäten sind leider sehr zurückgegangen. Die letzte große Aktion war das Bemalen von *cascaras*, den Hüllen der Früchte von Dattelpalmen. Nachdem der Versuch, diese kleinen Kunstwerke auf einem Kunsthandwerkermarkt zu verkaufen (s. Foto am Ende des Buches), ein Misserfolg war, mag sie nicht mehr den Pinsel in die Hand nehmen. Ich hatte bei derselben Veranstaltung einige meiner Ölbilder angeboten und genauso keine Käufer gefunden (niemand wollte auch nur hundert Euro bezahlen), aber mich trifft eine solche Frustration nicht so tief, ich habe mich nie für einen Künstler gehalten, male einfach aus Freude am Malen.

* Das Lesen macht zum Glück keine Probleme mehr. Hella liest ganz normal und regelmäßig die örtliche deutsche Wochenzeitung, den Spiegel, aktuelle Bücher, die wir über Amazon in wenigen Tagen hier haben. Die Inhalte werden auch ganz nor-

mal im Gedächtnis gespeichert – entstehende Lücken sind nicht größer als bei mir –
da fordert sicher schon das Alter seinen Tribut.

* Das Gleiche gilt für das Fernsehen. Hier kommt es aber manchmal – zum Glück nur
selten! - zu Vertauschungen, wenn sie mir erzählt, was sie gerade Aufregendes gesehen hat. Da kann Obama schon mal Soldaten auf die Golan-Höhen geschickt haben, wenn er in Wirklichkeit bei der Einweihung einer Kaserne dabei war – viele Soldaten und Panzer hatten jedenfalls eine zentrale Rolle gespielt.

* An Gesprächen nimmt Hella normal teil. Ihrem Sprechen, ihrer Artikulation merkt
man keine Reste einer Störung mehr an. Lediglich im Bereich der amnestischen
Aphasie – nach Müdigkeit und Wetterlage und anderen Faktoren unterschiedlich –
kommt es zu kleinen Schwierigkeiten bei mancher Wahl des treffenden Wortes. Aber
alle Bekannten und Freunde sind damit vertraut, warten, fragen nach, helfen – das ist
kein wirkliches Problem, auch wir nicht von einem Schlaganfall betroffenen, älter
werdenden Menschen haben da manchmal unsere Probleme: Tendenz leider zunehmend.

* Ihr Gedächtnis – auch das Langzeitgedächtnis – funktioniert vollständig. Offenbar
waren alte Erinnerungen nur irgendwie verschüttet, nun sind sie wieder voll zugäng-
lich. Sie erinnert sich an unsere Reisen, an Personen von früher, an Erlebnisse –
Lücken gibt es natürlich, aber die habe ich auch – wer nicht? Wir sind manchmal erstaunt, welche Details sie erzählen kann, die ich beim besten Willen nicht parat habe.

* Kummer machen die Schwankungen in der Stimmung, unter denen aber auch sie
selbst leidet. Es kommt zu sehr abrupten Wechseln von normaler oder guter Laune
zu Verärgerung und sogar Aggression, für die oft kein äußerer Anlass zu erkennen
ist.

Ich lebe damit wie mit dem Wetter: Ich überstehe die manchmal heftigen Regen-
schauer und Gewitter und Stürme, arrangiere mich mit Wolken und Wind - und ge-
nieße die Sonnenstrahlen, wenn die Wolkendecke aufbricht – und jedes Mal hatte
und habe ich die Hoffnung, das sei der Beginn dauernden Sonnenscheins, eines
ewigen Sommers. Zum Sich-Abfinden gehört letztlich auch das Aufgeben dieser
Hoffnung: Aber die Hoffnung (jeder kennt diese Redewendung) stirbt zuletzt. Noch
lebt sie.

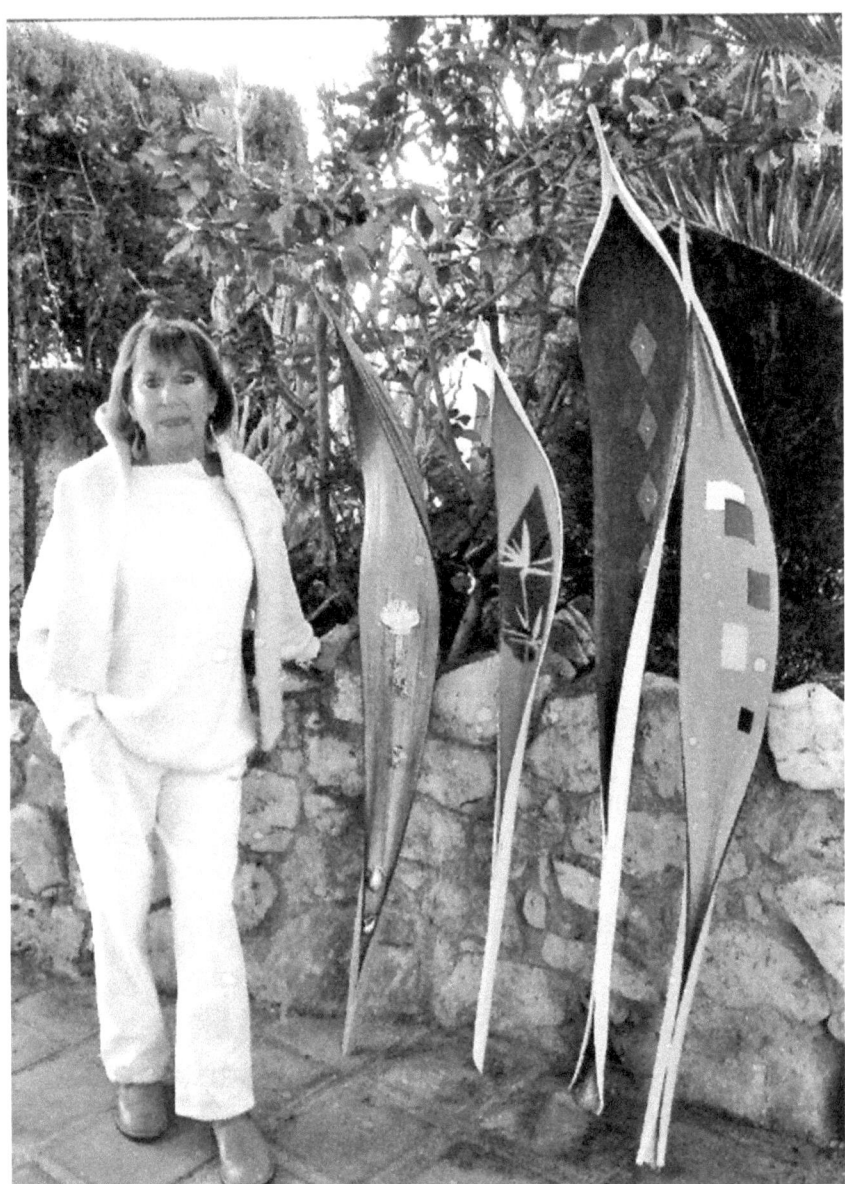

Hella mit ihren Cascaras bei der Verkaufs-Ausstellung

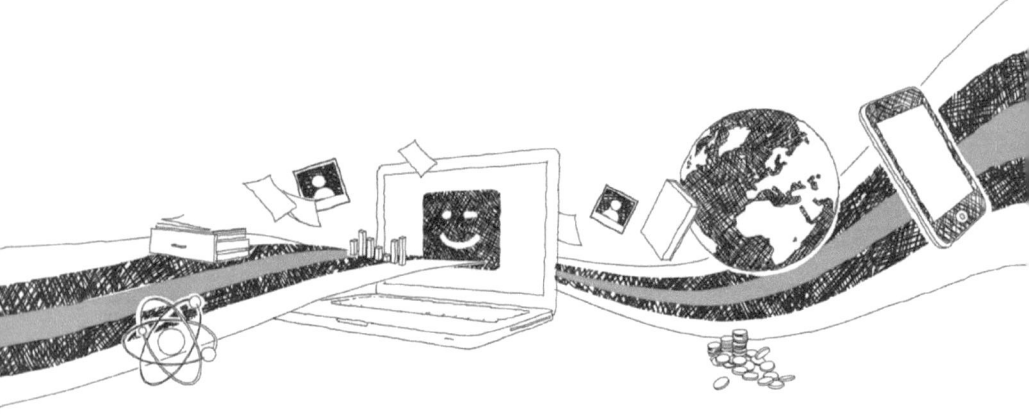
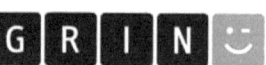